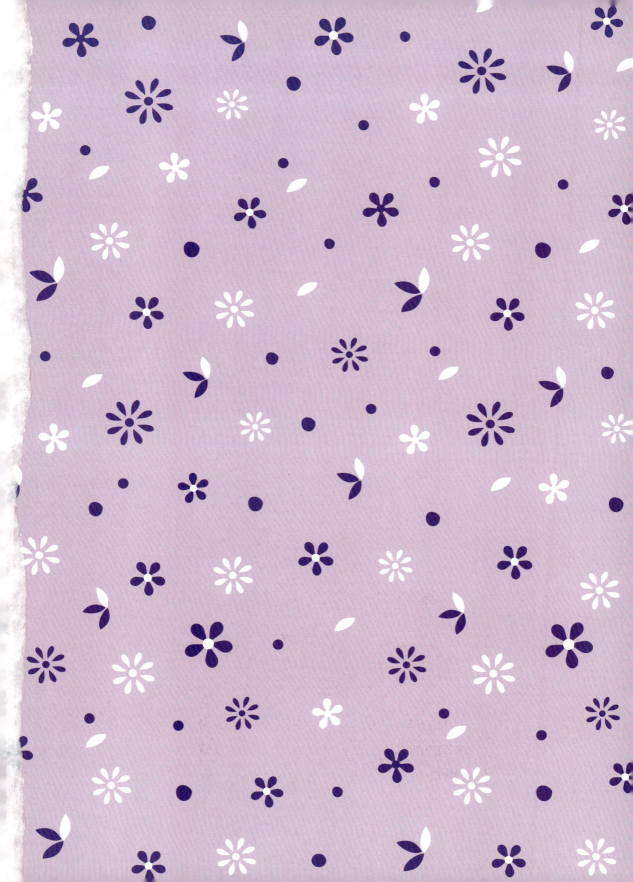

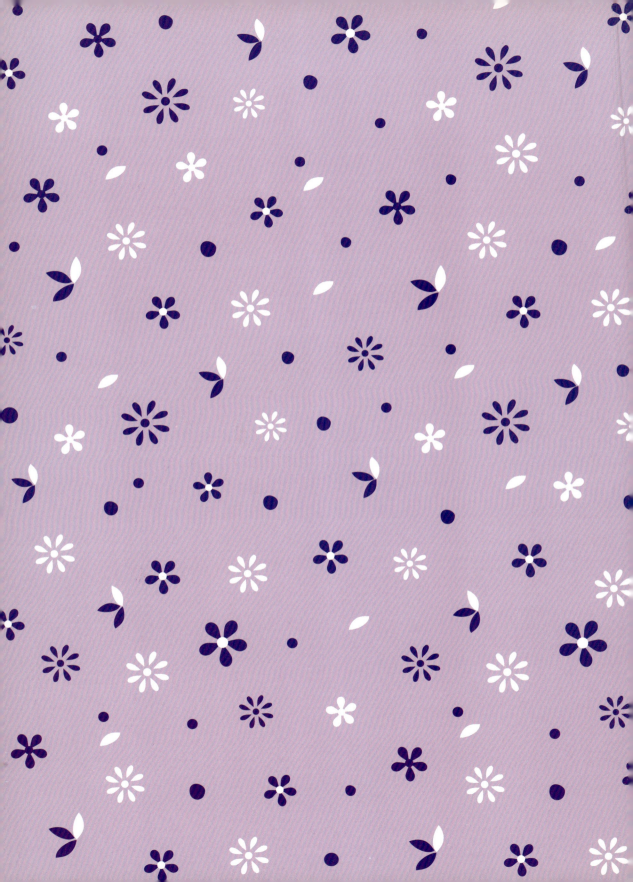

母乳喂养
妈妈哺乳知识手册

〔德国〕马尔塔·古欧特－贡贝格尔 / 伊丽莎白·霍曼 著
陈轶男 译

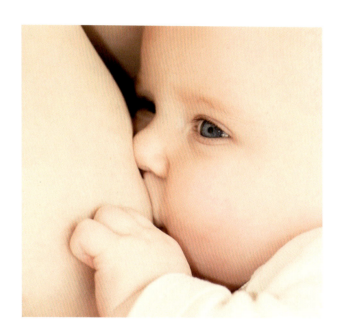

译林出版社

目 录

母乳喂养—营养—亲子关系   7
理解母乳喂养及相关准备   8
    母乳喂养的体验   9
    亲子关系   10
    哺乳的原理是什么？   13
    独特的母乳   17
    准备哺乳   19
    提供帮助的专业人员   22
    宝宝很快就要来了   23

母乳喂养开始   25
最初几小时，最初几天   26
    宝宝出生啦！   26
    第一次哺乳   28
    从最初几天开始   31
    何时哺乳：肚子饿的表现   33
    摆放和姿势   34
    哺乳的节奏   42
    宝宝和你在一起   45
    奶量足够的标志   46
    回到家中   47
    舒适的月子期   47

开始阶段的特别注意事项   48
    剖腹产之后的哺乳   48
    手动获得母乳   50
    乳房变大变满   51
    吸吮困难   52
    凹陷或扁平乳头   55
    必要加餐时   56
    宝宝肤色发黄，精神疲惫   57
    月子期断奶   58
    特殊条件   58

与宝宝的日常	61	母乳喂养与职场工作	92
开始的数周和数月	62		
现实的期望	62	**面对困难**	96
家中的哺乳实践	63	一些问题的急救方法	96
宝宝的睡眠	70		
父母的角色与作用	72	**接下来呢?**	113
白天时让宝宝在身边	77	**即将成长为小幼童**	114
哺乳时的情感	80	通往家庭餐桌之路	114
哺乳期饮食	82	较长哺乳期	117
身边重要的人	83	断奶	120
收集母乳	89	新的成长阶段	123

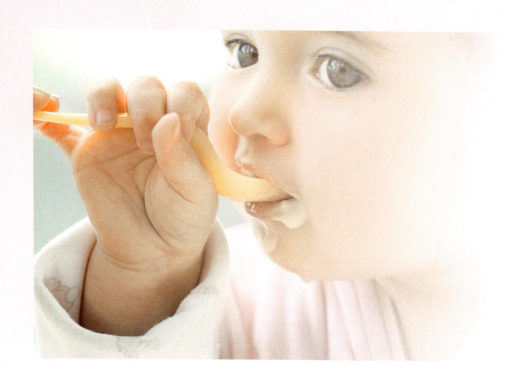

马尔塔·古欧特－贡贝格尔

国际认证专业哺乳顾问（IBCLC）
情绪急救专业顾问，硕士
长期担任哺乳顾问及相关项目负责人，从业超过20年

伊丽莎白·霍曼

国际认证专业哺乳顾问（IBCLC）
心理治疗师
从事哺乳咨询行业超过40年

前 言

这本给生产前后妈妈们的哺乳指南是如此全面、准确和重要，如同书名"母乳喂养"一样读起来简单明了。今天，大约90%的妈妈们开始实行母乳喂养。在经历了20世纪的"哺乳文化"缺失之后，"母乳喂养是最自然的喂养方式"的观念，被重新确立起来。毫无疑问，只有母乳中含有的营养成分，才能最完美地契合儿童成长所需。因此作为助产士，我们建议妈妈们完成大约6个月的全母乳喂养。母乳喂养给予婴儿不只身体上还有精神上的营养。婴儿通过身体的亲密接触获得安全感，而安全感是儿童情感健康发育的重要基础。

本书在传授爸爸及其他家庭成员背景理论知识的同时，还给出许多实用知识：提出母乳喂养的实用指导，提供哺乳期可能遇到问题的解决方案等。由此，本书是宝宝出生后半年及一到两年内，除助产士辅导之外，陪伴妈妈们哺乳和添加辅食的好帮手。

祝本书所有的读者哺乳期愉快！

阿蕾德·范—加岑

母乳喂养与营养协会

德国助产士协会

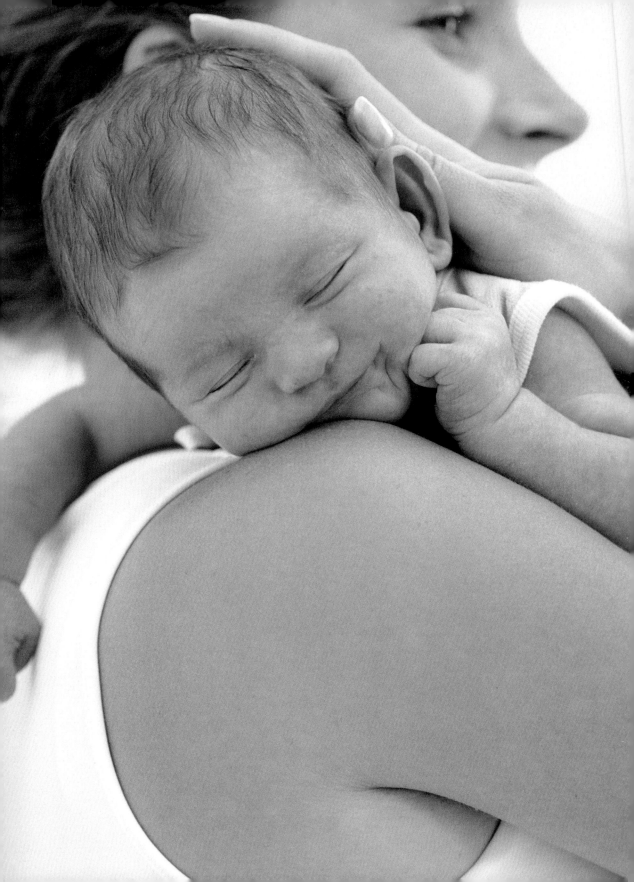

母乳喂养—营养—亲子关系

成功实现母乳喂养需要你和宝宝的共同努力。想要有个轻松的开始并且感受哺乳的愉快,作为妈妈,你可以做哪些准备?为此你需要懂得哪些背景知识?

理解母乳喂养及相关准备……………………………………… 8

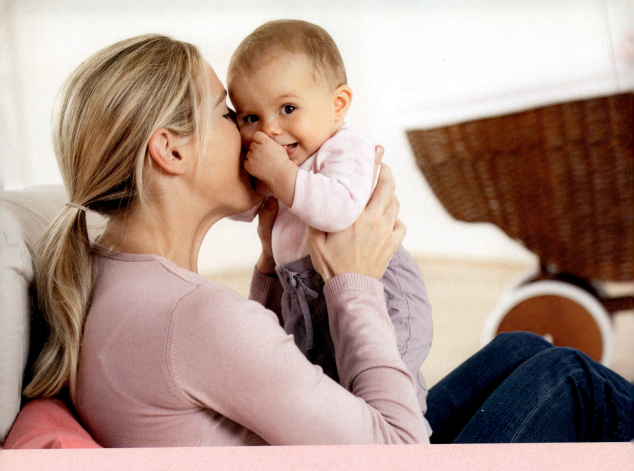

理解母乳喂养及相关准备

　　小宝宝从沉睡中慢慢醒来。小脸上的表情变了，他在动，他张开眼睛看着妈妈。妈妈把他举起来，一边轻声地同他说话，一边坐到沙发椅上，解开衣服。她把宝宝放到胸部附近，小家伙已经知道接下来要发生什么啦，于是他充满期待地张开了小嘴巴。妈妈把小宝宝贴到胸前，宝宝就开始吸吮起来。起初他吸得很快，接着换成一种平稳、深长的节奏，通过紧凑的吸吮得到他需要的母乳。不知不觉地，小家伙吃饱了。他松开嘴巴，满足地看着妈妈……

　　另一位妈妈也差不多是这样喂她的宝宝。可是喂了一小会儿，宝宝就不愿意继续吸奶了。这位妈妈只好先把小家伙抱起来四处转一会儿。过了半小时，宝宝又饿了，但是又只吸了一小会儿。又过了半小时，小宝宝再次表示想要吸奶。直到四五次这样的喂奶小插曲后，小家伙终于心满意足，沉沉睡去了。此时这位妈妈也已精疲力竭……

母乳喂养的体验

这两个日常中的例子展现了：不同的妈妈关于母乳喂养这件事的体验会非常不同。这本书将会帮助你来了解为什么会这样。它会为你讲解哺乳的时候到底发生了什么。你将得到关于哺乳所需的入门"工具"，从而找到适合自己的方法并且乐在其中。相信自己的能力，相信自己的宝宝，了解何时何事最重要，掌握一些小技巧，母乳喂养可以变得更简单。

增强型哺乳体验

从胸部去喂养，是自然赋予的，让妈妈和宝宝都满意的轻松方式。有些妈妈第一次被宝宝吸吮，就被唤起了非常强烈的母爱。有些妈妈和宝宝经过一段时间的练习和磨合，也很好地适应了母乳喂养的方式。吸吮可以让妈妈和宝宝都感觉到平和与舒适。哺乳时的荷尔蒙提高了妈妈对挫败感的承受力，让她更从容地面对一切。而看看一个焦躁的宝宝如何在妈妈的胸上逐渐安静下来，更是非常美妙的经历。许多妈妈们都有这些正面的哺乳体验——有时出现于哺乳开始几周之后并且不是每一次都有，但只要足够频繁，就可以在记忆里保存下这些和谐美好的时光。很多人有这样的感觉：一旦熟悉了母乳喂养，这种方式是非常方便、灵活的。

一个成功的母乳喂养期可以增强自信，对于一些女性来说，是艰难的怀孕期或者生产期之后一种非常好的身心调整。许多妈妈们说，母乳喂养的经历改变了她们，对她们的个人成长十分重要。

困难型哺乳体验

然而某些不同的状况——例如妈妈由于没有得到合适的指导和足够的帮助，分娩后的"产后母婴肌肤接触"被中止——会给开始这种自然赋予的喂养方式造成麻烦。在产后最初几天或几周里，由于乳房过胀、乳头破损、乳汁过少、哺乳姿势不当造成疼痛或者初为人母的不适感等原因导致哺乳不能立刻成功，时常让妈妈产生挫败感。

大多数妈妈在哺乳期最初的六到八周都经历过一个哺乳状况时好时坏的阶段。

熬过这一混乱的时期，有些妈妈的哺乳过程会开始舒心起来，而有些妈妈面对宝宝频繁的哺乳需求依然感受到一种约束和挑战。

少数妈妈由于特别状况，最初就需要面对一些困难，比如初生的宝宝患有严重的疾病等。有时接连出现的麻烦使哺乳困难的状况很难得到改善。这时可以寻求专业咨询，帮助你在这样的条件下找到切实可行的方法完成母乳喂养或者寻求其他喂养方式。

亲子关系

哺乳是宝宝与妈妈之间关系的要素，也是陪伴宝宝成长的母爱的一部分。对于宝宝来说，与父母的关系是他未来成长的钥匙，而初生的宝宝也依赖着父母。可以说小宝宝从出生起，就已经是与你建立关系的专家。宝宝由此来帮助你逐渐成长为一名"家长"。

基本需求

婴儿同成人一样有着三种基本需求：安全感，兴奋感以及自主权，即可以自己掌控一些事物的感觉。

这三方面的需求我们从新生婴儿的身上就已经可以观察到，当然，不同年龄段的人对这些需求体现的程度和方式也各不相同。无论是孩子还是父母，对于亲密感的需求都是时远时近的，对于兴奋感的需求都是时多时少的，对于主动权的需求都是时大时小的。

亲子关系并不仅仅是要求"接近"。事实上理想的状态是妈妈与宝宝建立一个不断变化中的和谐距离，而并非持续的最大可能的接近。同样，没有人喜欢持续不停的兴奋或者始终保持的自立，你的小宝宝也一样。三种需求一直处于或多或少的变动中。让一切顺其自然地保持流动状态，才是亲子间的轻松相处之道。

宝宝若即若离

小宝宝是掌控亲密距离的大师。有

> **小通告**
> **领会需求**
> 宝宝（大人也一样）对于安全感、兴奋感以及自主权的基本需求始终处于或多或少的变动中。宝宝会告诉你，他现在需要些什么。

时候宝宝寻求与他人的交流，会饶有兴致地看着你的眼睛。而有时他会拉开与你的距离，把目光转开或者睡觉，以便稍后再次开始建立交流。

当你参与到这个动态的交替变换的距离模式中，那么一种双方都可承受的亲子关系就在这日常的许多不经意的小步骤中发展起来了。

宝宝还是妈妈来主导

在哺乳期的不同阶段，你都可以让宝宝轻松一些，由他自己来主导想要什么，小小地实现一些自主与自立。妈妈配合宝宝的主导权，大致在以下几个时机：宝宝出生后开始寻找妈妈的乳房自己吸住的时候；宝宝显示出肚子饿需要哺乳的时候；吃饱了之后嘴巴松开的时候；宝宝有兴趣去拿食物的时候；最后的最后，宝宝不再喜欢继续母乳喂养，开始想要尝试其他用餐方式的时候。

亲子关系中，最初的主导一方可以是宝宝，但有时候也可以是妈妈——出生后，每次开始哺乳时，添加辅食时，以及断奶时——一切取决于宝宝和妈妈的协调。

接近，身体接触和皮肤接触

当宝宝在你旁边或者直接在你身体上时，他的各项能力都可以充分地发挥出来，这样你可以更好地领会到宝宝的自主意愿。在跟妈妈身体接触的时刻，宝宝拥有一切他需要的东西：

妈妈在这里给他安全感，肚子饿了的话有妈妈的乳房可以随时吸奶。在身体接触中，宝宝的自主性也能充分发挥出来。因此宝宝喜欢一直待在妈妈身上，吸吮妈妈的胸部，就在这里睡着，这是非常容易理解的。

绝大多数的新生儿喜欢直接在妈妈的皮肤上待很长的时间。肌肤接触满足宝宝所有感官的需求。好处是：

- 它可以帮助规律宝宝的呼吸、心跳，稳定宝宝的血糖和体温。
- 使宝宝首先接触到妈妈身上的微生物，而不是其他外来微生物。

亲子肌肤接触可以让宝宝更平和、安静，减少他的压力和哭闹。

因此你会发现在这本书中不停地提倡——如果你和宝宝能够协调好的话——拿出时间，多多进行身体和肌肤接触。尤其在母乳喂养的一开始，肌肤接触会起到至关重要的作用。

当宝宝感觉舒适和放松时，他的"主要任务"就进行得顺畅。宝宝的"主要任务"就是与爸爸妈妈建立关系，还有最重要的——发育大脑，不断学习新东西。在这一点上，人类的宝宝与动物宝宝有着非常大的不同：小人儿们首先发育大脑，来学习本领和思考问题。他们有着奢侈的条件：父母可以照顾一切，而无须从出生第一天起就自立生存。

你对宝宝有什么期望？

即使不需要无时无刻的全部关注，宝宝也希望妈妈可以一直在他身旁。正常情况下，宝宝喜欢待在妈妈的手臂上、肚子上或者身旁，喜欢频繁地吸奶而不喜欢被放到一旁。然而对于妈妈来说，尤其是开始养育第一个小孩的时候，不能像过去一样安排和分配时间，会感觉相当疲劳和不习惯。

如何应对

一种可能，你会适应这种状况并且感觉还不错。妈妈随时在身边带来的安全感，帮助宝宝发展能力，打好基础，宝宝的自主性和自立性也会一天天一年年地增加。

另一种可能，你的宝宝对亲近感和"时刻陪伴左右"的需求实在太大，超过了你对他的相应需求。许多人都有过这种"我实在是受够了！"的感觉，这完全不用太在意，关键是，找出解决的办法。——不一定很完美，只要你和宝宝双方都可以接受就好。宝宝的需求看起来无穷无尽，而且一点儿耽搁都不肯接受，其实很正常，那是因为小婴儿还没有时间观念。他并不是"故意"给你添乱的。——或许懂得了这一点会对你稍微有帮助。

想想我们讲过的三种人类基本需求，就很容易看出宝宝此时需要的是什么。过多或过少的安全感？还是兴奋感？自主性？如果你从这里入手，相信我，尽管此时宝宝需要你全心投入，但是随后你就会有一段可以喘息的时间。这其中的艺术在于，赢得的这段小小的间歇时间，要好好利用起来，依靠这些美好的小时光，继续保持对宝宝的喜爱。

自我期望

许多妈妈们对自己有很高的期望，希望把所有任务都完成得很好。当她们成为妈妈之后，有些事情处理不好，跟自我预期的不一样，非常容易产生自责的情绪。这种情绪可能会导致妈妈更加

母乳喂养—食物营养—亲子关系

紧张，陷入对自己的过度要求中。结果形成恶性循环，进一步削弱自己作为妈妈的角色以及与宝宝的关系。与自责情绪相反的是，感觉自己非常胜任妈妈这个角色。这种正面的情绪会传递给宝宝，当妈妈感觉不错时，宝宝同时也感觉开心。"作为妈妈应该怎样做？"——无论你是否感觉良好，这个指导性的问题都会对你有帮助。对于孩子来说，你不需要做理想或是完美的妈妈。

母乳喂养的长期影响

母乳喂养的经验也会影响到妈妈与宝宝之后的关系。即使是第一次养育宝宝，经过了最初的不确定阶段，妈妈对于母乳喂养也会变得自然而娴熟，在新的角色中逐渐成长。母婴双方的沟通反映在其中，紧密接触与分离放手交替变换着，你由此开始锻炼日后需要的能力与心态。有一天，宝宝会变成爬来爬去的幼童、上学的小学生、青春期少年，时而需要亲近交流，时而独自去"发现世界"。哺乳过程中，"亲近"与"略微远离"这两种状态持续而自然的交替，带给妈妈和宝宝很大程度的自信和满足，并且对母子关系产生长期的影响。

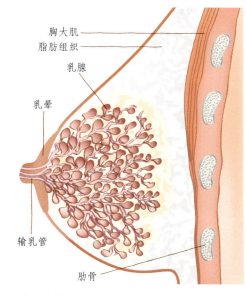

吸吮动作刺激乳头周围区域。泌乳管和乳腺组织分布其后。

用奶粉喂养宝宝，更容易对食量和喂奶时间进行控制。奶粉喂养的情况下你同样可以掌握宝宝的各种讯号：需要更多的亲近还是多一些距离感，想要喝多少奶，等等。但是，对母乳喂养来说做到这一点更容易，而奶粉喂养则需要妈妈更多自觉的努力。

哺乳的原理是什么？

母乳喂养是亲子关系的重要部分，这是我们要了解的一个方面。那么实际上哺乳是如何实现的？又有哪些具体的信息可以帮助你理解日常哺乳中的有效方法呢？

女性的乳房是为了哺育婴儿而"设计建造"的。紧挨着乳头和乳晕后面的位置就是绝大多数的乳腺。在怀孕后期，你可以看到乳头上的一些微小开口，这就是输乳管的开口。

输乳管在乳头后面形成分叉，每条输乳管都连接着许多小泡状的乳腺小叶，这些乳腺小叶组成了乳腺。每一个乳腺小叶里都是一个空心的小空间，用以把周围包裹着的腺泡细胞产生出的母乳收集起来。母乳产生的过程中需要细胞从血液中提取水分和多种其他物质。乳腺小叶像篮子一样被它外面微小的狭长肌肉牵引，可以收紧也可以放松。乳房外观的大小主要由脂肪组织的多少决定，乳房的大小并不影响分泌乳汁的能力。

在孕期做好准备

在孕期中乳房变得更大、更重，很多时候更敏感，这些变化意味着什么呢？这是乳腺在发育，为产生乳汁做准备，一部分脂肪组织因此感到拥挤。由于孕期荷尔蒙的抑制，此时身体并不会合成充足的母乳。乳晕的颜色开始变深，这是为了之后宝宝更方便地辨认出乳头。有时乳头的形状也会发生一些改变，让宝宝更容易吸吮。乳晕上的微小的腺体会析出一层保护膜。在一些女性的身上还可以看到，由于血液循环变好，静脉血管此时在皮肤中变得更清晰。

那么此时妈妈肚子里的小朋友呢？宝宝也在为母乳喂养做着准备。他的脸部和嘴部肌肉在生长，发展出生后所必需的能力，即寻找、吸吮和吞咽反射。他开始学习看东西、听声音、尝味道、闻气味，学习感觉，学习活动身体。哺乳可以说是孕期和生产之后的自然延续。

妈妈和宝宝相互协作

宝宝出生后，妈妈的身体会在很短的时间之内调整好，准备为宝宝进行母乳喂养。首先是胎盘脱离，使荷尔蒙产生剧烈变化，妈妈的身体开始发动起来分泌母乳。接下来母乳是否顺畅流出并且保持稳定状态，则由宝宝的吸吮动作来决定。当宝宝用嘴巴把乳头和乳晕含住，并且用小手触摸妈妈的乳房时，这种刺激会由妈妈的神经系统传递到大脑中。一分钟、两分钟、吸吮动作开始后

母乳喂养—食物营养—亲子关系

三分钟内，促进合成乳汁的荷尔蒙催乳素和促进输送乳汁的荷尔蒙缩宫素（即催产素）会全体出动，通过血管到达乳房。催乳素促使乳腺小叶的壁细胞片刻不停地合成乳汁。合成好的母乳在这里等待接下来的哺乳时间。

是什么让乳汁流动？

大脑中产生的荷尔蒙缩宫素推动着乳房中细小的肌肉牵引乳腺小叶，使母乳主动通过输乳管向乳头方向流动。没有母乳在其中时，输乳管会变窄，而当充满乳汁时，输乳管会变宽。有时乳房会自发地流出一些母乳，如果没有被喝掉，母乳会在大约一分半钟后自动流回去。

大多数时候整个过程都可以自行发生，但如果必要的话，你也可以帮助自己实现输乳反射。让宝宝吸吮、进行肌肤接触、注视宝宝、听宝宝的哭声，或者单单想着小宝宝，以及温和轻柔地触摸乳房，都可以产生输乳反射。因为在一定程度上，输乳反射可以锻炼出来。

宝宝在胸前

宝宝在胸前怎样才能最容易获得母乳？把嘴巴张大，含进很大一部分乳

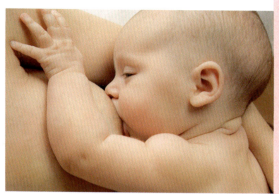

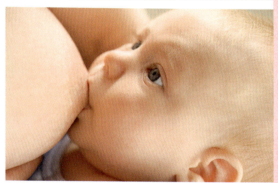

有效的、舒适的吸吮：嘴张大，含住尽可能多的乳晕。如上图所示。
反例如下图所示，效果有限并且可能导致妈妈疼痛的吸吮方式：嘴没有张大，只有很少部分的乳晕含在嘴里。

晕，这样吸吮才是最有效的。此时乳头顶到宝宝的上颚。

宝宝的上下颌骨张开闭上，舌头波动状按摩乳晕。舌头表面与上颚之间的空间时大时小，从而持续产生压力，帮助乳汁流动。每当上下颌骨张开时，新

15

的母乳就从输乳管中流向前方。这个过程有节奏地不断重复，当宝宝的嘴里积攒到足够多的母乳时，会产生吞咽反射，促使宝宝把乳汁喝下去。

供需关系

母乳的合成与宝宝的吸吮行为以非常令人惊叹的方式结合在一起。当宝宝需要更多的母乳时，会表现为更频繁的哺乳要求：吸吮时间变长，吸吮更有力度等。乳腺小叶如果经常在每次哺乳时都被吸空，会开始加快合成速度，产生更多母乳。相反，当乳腺小叶总是保持充满状态或较少接受刺激时，身体便收到讯号，减少母乳的合成。因此母乳喂养的规则绝对不是遵照"尽量多等一会儿，积攒更多母乳"，而是相反："多多吸奶，才能产生更多"。

母乳的产生由宝宝的饥饿感掌控，这个周期规律同时体现在短期和长期哺乳阶段。在傍晚频繁地吸奶，是宝宝的一个典型表现，这是为了妈妈的身体可以在夜间和早上产生更多的母乳。如果宝宝吸奶时间很短，大部分时候说明他此时吃饱了。

长期看来：在开始六到八周内，频繁的哺乳使妈妈的身体被激发出足够的母乳合成量。当宝宝之后某个时候食量变大或变小时，母乳的合成量也随之变化。

妈妈和宝宝共同影响着哺乳的频率与时间的长短。宝宝发出饥饿的信号，学习健康的进餐习惯，而妈妈要学习领会宝宝的饥饿信号，配合小家伙哺乳，从而避免产生压力。

最初阶段打好基础

在出生后最初的几小时、几天和几周里，你的身体被设定好，全力开动合成母乳。宝宝开始由通过脐带不间断地获取养分，转变为有间歇的单独进餐方式。最初，宝宝的胃非常小，这意味着初生小婴儿每次的进餐量很少，两餐之间相隔的时间短，常常每隔一小时或一个半小时就需要喂养一次。这一时期的宝宝不需要一个"最短间隔时间"用于消化食物。渐渐地，无论妈妈的母乳合成量还是宝宝的食量都会提高。大约一个月之后，妈妈的每日母乳分泌量就可以达到宝宝接下来几个月所需要的水平。从这一时期开始，母乳量可以一直稳定保持到宝宝开始添加辅食时。因此可以说，最初的几周影响着之后几个月的母乳量。如果你在这一时期哺乳频繁，接下来的日子会明显感觉轻松许多。因为奶量充足的基础已经建立起来，你的日常安排就可以更加灵活从容。在必要的情况下，在后期也可以提高母乳分泌量，只是初期打好基础是最简单的方法。

何种哺乳频率？

我的宝宝应该多么频繁地吸奶呢？乳房合成的母乳量与存储的母乳量之间相互独立，与乳房大小也没有关联。乳腺小叶和输乳管中的空间以及存储容量因人而异，每个女性都各不相同。有些妈妈尽管储存乳汁的容量相对较小，但是也可以分泌大量母乳，她们的宝宝一般来说选择少量多餐的方式，每次哺乳两侧乳房都要吸到。有些妈妈的母乳存储容量较大，如果她们的宝宝胃容量也够大，每次可以喝掉较多的奶，就有可能做到进餐间隔时间较长。因此他们进餐的频率不高，而且基本上每次只用到一侧乳房。在一天的时间里，两组类型不同的妈妈分泌出的母乳总量相同，身体中脂肪的消耗也相同。母乳存储容量是无法改变的，宝宝的胃容量只能决定哺乳的频率而非母乳总量。

妈妈宝宝的专属节奏

大部分全母乳宝宝是少量多餐型的。许多宝宝直到开始添加固体辅食都保持着这种进餐节奏，当然吸奶时间大部分会缩短。有些宝宝在长大一点后会主动减少哺乳次数。对于大多数妈妈和宝宝来说，在夜里需要多次哺乳都属正常。妈妈要找到如何在这种情况下获得足够的睡眠的办法。

如果你感觉"大点儿的宝宝喝奶不需要那么多次"或者想要让宝宝整夜睡觉，尝试减少哺乳次数，小家伙喝到的母乳量变小，你的母乳量也会随之降低。也有少数妈妈在宝宝对母乳需求巨大的月龄可以做到每天只哺乳六次，但这种哺乳节奏是不能作为普遍标准来套用的。

独特的母乳

母乳中的活性物质以及许多成分只

小通告

大致的哺乳频率

从出生起到进食固体食物，正常的哺乳次数为24小时内8到12次——有时会多一点，有时会少一点。

有女性的身体才可以合成。一滴母乳中含有超过100万个可以吞噬病原体的活性细胞。

产后初期几天内的母乳能够起到免疫作用，并且给新生儿的肠道内包裹上防护层。此外，母乳中含有对付家庭周围环境中微生物的抗体。母乳会随着宝宝的月龄以及一天中时间的不同而变化。单单妈妈食物的变化也会反映到母乳的味道中来——宝宝可以从中得到味道变化的体验。每餐后段的母乳中富含脂肪，这种奶油一样的"餐后点心"正好用来抵抗饥饿。

母乳总是精确地与宝宝的成长需要相配合，其中一些代表成分如下：

- 宝宝所需的足够水分。
- 超过200种不同成分。
- 非常易于身体利用的营养成分。
- 快速生长所需蛋白质。
- 合适剂量的免疫物质。
- 快速提供体力以及促进大脑发育的乳糖。
- 宝宝不能自己合成的不饱和脂肪酸。
- 生长因子。
- 矿物质与微量元素。
- 消除炎症的维生素和消化所需酵素。

哺乳与健康

哺乳过程和母乳本身对于妈妈和宝宝的健康都有积极作用。研究证明，这是自然赋予人类的针对一些疾病的保护功能，例如腹泻、呼吸道感染、中耳炎、尿路感染、脑膜炎、成年后肥胖症、过敏、糖尿病以及儿童肿瘤等。此外，对乳房的吮吸动作促进宝宝锻炼颌骨与嘴部肌肉群，有利于语言发育。对于妈妈来说，哺乳可以促进子宫恢复，并且对于胸部和卵巢肿瘤以及骨质疏松症有着保护性的预防作用——哺乳时间越长，作用越大。哺乳所消耗额外的热量可使产后的体重平缓地回落，并使孕期增大的乳房缓慢地逐渐恢复到正常状态。不要忘了：宝宝直接获得的母乳总是干净卫生并且温度适宜。

人工食品喂养

人工生产的婴儿食物并不能达到母乳对宝宝的保护效果。无论对妈妈还是宝宝来说，面对上述疾病都存在相对高的风险——当然除了食物之外也存在其他因素的影响。此外，人工食物在生产和冲泡的过程中都有可能受到有害物质和微生物的污染。

经济实用的一面

从家庭支出来说，母乳喂养相对而言更加经济实惠。用人工生产的婴儿食品喂养，加上各种所需用具，半年的支出大约为600欧元。大部分妈妈在最初几周会感觉母乳喂养比奶粉喂养更麻烦，但在一段时间之后，母乳喂养会逐渐变得得心应手，感觉比奶粉喂养更方便。

决定女性胸部外观的因素是遗传、孕期和年龄，而非母乳喂养。因此让孕期变大的胸部，通过哺乳缓慢恢复到之前的大小，是比较温和适宜的方法。

准备哺乳

或许你在孕期中会考虑到为宝宝的出生做准备。其实这个时期开始为母乳喂养做准备，也是非常重要的。宝宝出生后，因为哺乳必须马上开始，你的时间会变得很紧张。可能你在生产的医院里可以得到关于母乳喂养的指导，但不是所有的女性都能具备适合哺乳的条件。如果你提前掌握哺乳初期的要点，就可以领先一步，为母乳喂养做准备：本书的26页起介绍了哺乳初期的相关情况。你可以参加母乳喂养的准备课程——可能需要很多个晚上的时间——或者寻找一对一的哺乳咨询。参观母乳喂养小组也是好方法，可以通过进咨询正在行母乳喂养的妈妈们提前得到一些经验。所有这些准备工作都可以使之后的母乳喂养更轻松，最关键的准备是在脑中和心里。妈妈和宝宝身体方面的条件是先天具备的，随着产后时间的推移，双方才开始逐渐学会运用。这就像是学习舞蹈一样，在某一时刻你会发现一切变得轻松自如起来。重点是，尽可能地创造或达到适合母乳喂养的条件。妈妈和宝宝的身体在分娩后的自然变化过程中，在开始的两到三天内最容易让宝宝学会有效的吸吮，并为妈妈的母乳合成量打下基础。本书会为你讲述如何利用这段最有效的时期来减轻之后的哺乳压力。

实际准备工作

关于乳房和母乳喂养，只有不多的几个具体要点：

- 一件可以为增大的胸部提供支撑的合身内衣。
- 避免在乳头和乳晕部分使用香皂、香水、润肤霜、油脂类护理品，以便保持皮肤的天然保护层。

- "把乳头通过摩擦等方法锻炼结实"的做法非常容易导致乳头受伤，因此并不推荐。真正有效预防乳头受伤的方法，是让宝宝含住足够多的乳晕。
- 以下情况适合寻求专业咨询：扁平或凹陷型乳头、乳房动过手术、患有糖尿病及其他慢性疾病、妈妈身体有残疾、宝宝早产无法顺利实现母乳喂养，以及孕期中已知胎儿有健康方面的问题。

分娩如何影响哺乳

在经过较少人工干预和用药的分娩过程之后，妈妈和宝宝在初次哺乳之时都可以处在精力充沛的状态。

虽然无法预先计划，但是有几项重要因素可以影响到分娩过程：当妈妈在整个分娩过程中得到情感方面持续有力的支持，产程会相对较短，较少需要外力干预、止痛药物、侧切以及剖腹产。通过简单的方法比如情感支持，就可以达到如此具体可见的正面效果，的确非常不可思议。这是因为当你在生产过程中感觉被悉心照料时，更容易放松身心，让分娩顺其自然地进行。因此非常建议你提前考虑好自己信任的人选来陪伴生产。

宝宝的爸爸可以在你的生产过程中起到很大的作用，然而他也同样需要得到情感上的支持；细心冷静的助产士在产程中和分娩后的陪伴都十分重要；一位能够感同身受，提供额外帮助和鼓励的女性角色，也可以对生产过程起到积极的作用；有些产妇当自己的母亲或者好姐妹也在身边时会感觉更安心；另外很推荐妈妈们去参加产前准备课程。通过以上的帮助，即使是经历的产程不太顺利，也可以避免一些早期可能出现的问题。

宝宝在哪里出世？

有些以照顾母婴方面见长的医院会组织人员参加母乳喂养方面的培训，妈妈与宝宝有机会进行不被打扰的相互认识过程以及产后的亲子肌肤接触（剖腹产的情况同样适用），并且由独立专家评估进行母乳喂养的基本条件。

在其他一些没有特别突出母婴方面的医院里，医护人员也同样会尽力为母乳喂养提供支持。无论怎样的情况下，在分娩或是初次哺乳之前，在医院里、生产中心或家里，把自己关于分娩和母乳喂养的想法与所有相关人员沟通好，

母乳喂养—食物营养—亲子关系

> **小通告**
>
> **分娩后的母婴皮肤接触**
>
> 关于生产地点选择，是否可以照顾到妈妈和宝宝相处时不被打扰，是否可以实现母婴皮肤接触（生产后立刻进行或者在剖腹产情况下直接在手术室或稍后进行），是一个需要考虑到的问题。

保障系统

与分娩时一样，开始初次哺乳时，你同样需要身边有其他人，给予你实际和情感上的支持。或许到目前为止，你在感情、工作、家务、爱好以及与朋友相处方面并没有遇到太大的问题，所以对于当妈妈这件事，你觉得自己一定可以轻松胜任。然而恰恰是这个时候外部支援变得很重要。在其他人的帮助下，可以更加轻松地照顾好宝宝。

- 宝宝爸爸的悉心照料意义重大。你的另一半可以以各种方式与你分担为人父母的责任——参加产前班、陪伴生产、住院时陪床等。他或许可以更方便为你挡掉一些探望或慰问电话。尤其是最初的几周里，如果爸爸可以休假的话将是极大的支持。

- 单身妈妈可以由信任的人来身边陪伴和帮忙。比如自己的母亲或是女性朋友。

- 在生产前就可以着手与当地的哺乳妈妈群、大致同样情况的准妈妈或者家中有正在哺乳的小婴儿的家庭建立好联系。

- 母乳喂养咨询、一条质量极好的背巾或者一位家政保姆都可能成为顺利进行母乳喂养的关键帮助。在这些方面的投入对于宝宝和整个家庭来说，无论从短期还是长期的角度都是非常值得的投资。对于新爸爸新妈妈来说，实际的帮助和购物券是比较有用的礼物。

提前安排，减轻负担

有些准备在孕期中就可以开始尝试，首先要做的是简化家务，为宝宝出世之后以及哺乳期减轻负担。虽然放手一些小事情其实常常很困难，但是如果现在可以免去一些不必要的家务，可以让你更好地适应有了宝宝之后的日常生活，你会感觉更自在。现在拿出时间开始安排，会对以后很有帮助。

下面是一些比较实用的准备建议：

- 不用的东西收拾起来。
- 家居物品收纳、简化，以实用方便为原

则来整理。
- 一部分食物可以提前烧好，分装在存储盒里冷冻起来。
- 利用送货服务。
- 文书工作提前做完。
- 减少一些人生计划。
- 可能的情况下，尽量不要在宝宝初生的阶段计划搬家、装修或类似的大事。

谁来做家务？

宝宝刚出生时，有些家务只好放在一边，这种短时间的失望恼火是可以理解的。这个时候，明白一点很有帮助：与宝宝建立关系、照看他、提供给他一个安全的成长环境是作为妈妈的职责。尽管在实际生活中，家庭主妇与妈妈的角色常常是联系在一起的，但维持家庭运转其实是完全不同的一项工作。

现在你的首要任务是负担起作为妈妈的职责，与你的另一半沟通好这一点非常重要。随着时间推移，照顾宝宝的任务与其他事情结合起来做可以变得容易一些。作为新妈妈，或许你可以先把其他的家务暂时放在一边，算是小小的"休假"，可以不用去管洗衣、打扫、洗碗、买菜、做饭、照顾家中的其他孩子。在最初较短的一段时间内，可以由另一半、父母、朋友、熟人或者请家政人员来帮忙打理。

提供帮助的专业人员

负责任的哺乳顾问、适当的鼓励、适时适用的信息，在开始母乳喂养或者其后的哺乳期会十分有帮助甚至起到关键作用。哺乳咨询有各种形式。根据咨询人员的培训系统和各州情况，不同范围的咨询费用将由医保系统、妈妈个人、捐助基金或者所在的某些组织承担。

- 助产士在孕期、生产和产后月子期间全程提供哺乳咨询以及用药建议。产前培训课程通常有一节是专门针对母乳喂养的主题。
- 医务人员在产房、月子期间、哺乳小

小通告
何时开始寻求专业帮助？

建议从孕期开始就着手这件事情：顺利实现母乳喂养，妈妈要完全放松身心，不用考虑任何事情。有需要的话——或是自己的感觉和专业人员的说法有冲突的地方——都有必要寻找其他咨询，直到找到能针对你的情况提供有效帮助的人员。

组、哺乳门诊提供咨询。
- 国际认证专业哺乳协会（IBCLC）认证的哺乳/催乳师，通过对于母乳喂养和特殊情况下哺乳方面的全面在职培训和国际标准的统一考试获得认证。提供哺乳准备课程、月子期间哺乳陪伴指导、一对一以及电话咨询。
- 在瑞士、奥地利及意大利的南蒂罗尔地区有"妈妈/父母咨询处"提供哺乳期咨询。
- 国际母乳（LLL）会和自由哺乳协会（AFS）的义务顾问通过哺乳小组和电话方式提供咨询。以妈妈们互助形式交流经验和信息，帮助解决日常哺乳遇到的问题。
- 儿科医生在宝宝生病或不能配合哺乳时，确认宝宝的各项发育和体重增长是否符合月龄，判断母乳喂养是否适合。
- 其他专业医护人员在陪产过程中，进行颅骶疗法或整骨疗法、情绪急救时，间接提供哺乳方面的帮助。
- 关于母乳喂养的入门介绍、如何寻找专业人员和哺乳小组的网址非常有用。当然网络信息并不能完全取代针对特别状况的个人或电话咨询。

宝宝很快就要来了

现在你想知道：分娩和哺乳实际上究竟是怎样的？有期待的欣喜，有害怕和担心也是自然的。不过此时你还不用考虑好宝宝的整个婴儿时期，先考虑初生阶段就够了。如果分娩过程中，情况跟预想的有出入，一个对宝宝比较有易的做法，是把接下来的必要步骤跟他讲一讲，一方面让宝宝做好准备，另一方面跟宝宝多互动。

每个人初次哺乳的情况都不同，也无法预先规划。这本书里要讲的，是在绝大多数情况下，妈妈和宝宝会遇到的问题以及解决方法。有时候也可以有其他的方式。作为妈妈你需要从中尝试、观察你和宝宝的反应，一步步找出合适的方式，然后做出相应的调整。

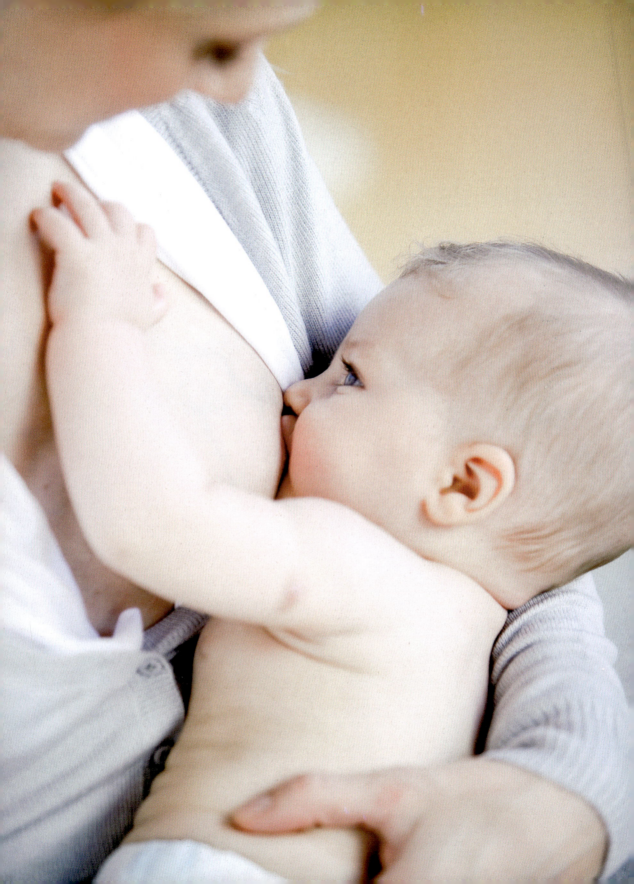

母乳喂养开始

妈妈和宝宝天生具备母乳喂养的全部前提条件。不过你们需要时间练习和磨合。在最初的阶段里需要了解哪些要点，才能顺利地开始母乳喂养？

最初几小时，最初几天…………………………………………26
开始阶段的特别注意事项……………………………………48

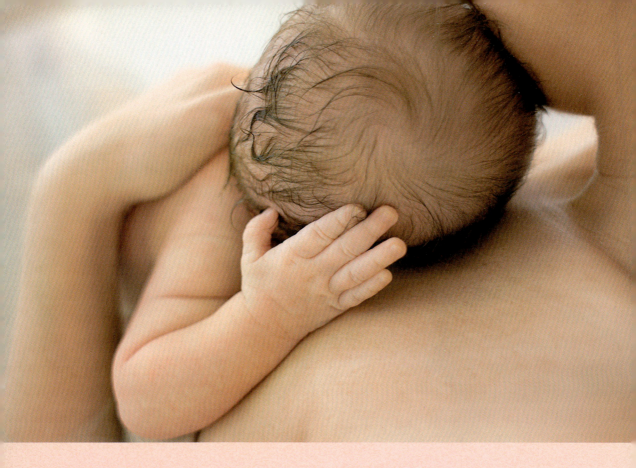

最初几小时，最初几天

与宝宝的第一次见面是个特别的时刻。期待了好多个月之后，你的宝宝现在来到你面前了。你终于可以把他抱在怀里，仔细地端详他，闻他的味道，听他轻轻的咿呀声。慢慢地，你和宝宝互相熟悉起来。许多妈妈在经过紧张的生产过程后，在这一刻感到巨大的放松和深深的喜悦，本能地开始喜欢自己的孩子。而另一些妈妈此刻并不会有什么特别的感觉，她们的母爱要在生产后的几天或几周里，一点一点地产生出来。

宝宝出生啦！

或许你立即会产生把宝宝抱到身上的冲动，或许你需要过一些时间才会有这种想法。

帮助你接生的助产士把宝宝放在你的腹部，给宝宝擦干身体，再给你们盖好被单。轻柔的光线，安静的四周，还有私密的氛围最有好处。宝宝的爸爸或其他陪产人员此时可以陪在你左右。你只需安安静静地跟宝宝相处一段时间。

在出生后的第一个小时里，大部分新生儿可以长时间保持专注。他们最感兴趣的是妈妈的脸。你和宝宝相互感觉，相互认识，宝宝会用大眼睛看着你。他安心地听着早已熟悉的你的声音，沉浸在你的气味里，开始研究你。

产后母婴皮肤接触

刚刚分娩后，你和宝宝的体征都格外适合相互间坦诚相对。医院或陪产人员会创造条件，让妈妈和宝宝的产后不间断肌肤接触达到一到两小时，或者直到第一次哺乳开始。

宝宝直接躺在妈妈的皮肤上，可以保持身体温暖。妈妈体内的荷尔蒙全力开动，促进乳汁分泌，强化亲子关系的建立。宝宝离开母体后首先接触到的微生物群不是完全陌生的，而是来自家庭成员及家中环境。同时，母乳中含有抗体，宝宝的免疫系统可以因此得到加强。

在对妈妈进行检查或者妈妈在生产过程中受伤需要缝合时，宝宝可以继续留在妈妈的腹部皮肤上。所有的例行检查项目，比如测量身高、体重，以及给宝宝穿衣服，可以稍后进行。如果需要将产房尽快腾出来，有时会将正在进行母婴皮肤接触的宝宝和妈妈一起盖好被单转移。当然，特殊情况下，比如新生宝宝需要紧急医疗救治时，母婴皮肤接触就不需要进行了。

之后补上也可以

然而并不是任何时候都能在医院里找到适合的条件，在宝宝出生后可以立刻实现充分的母婴皮肤接触。如果医护人员准备把宝宝抱走，妈妈可以尝试自己或者由你的另一半提出要求，把宝宝留在身边。当然，也有可能产后的你在此时还没有办法做到这一点。

如果产后的最初几小时不能尽如人意，有伤心失落的情绪，也可以理解。但是并非开始时刻决定最终效果，你可以在之后的任何时候拿出充分的时间，把脱光光的宝宝放在身上"补课"。耐心地抚摸宝宝，关注他发出的信号，你们的亲密关系会一天天成长起来。

第一次哺乳

你预想中的宝宝初次在胸前吸吮是怎样的？对很多妈妈来说，这是一次令人感动的美好经历，内心中强烈的母爱油然而生。

对于有些妈妈来说，第一次尝试哺乳完全不轻松，有时甚至很痛，这在情绪上是很难接受的。造成这种情况的最常见原因是，宝宝没有含住足够多部分的乳晕。不过这一点可以一步步得到改善。

开始第一次哺乳的方式多种多样的，可以由妈妈发起，也可以是宝宝主动。

宝宝自己寻找乳房

刚刚出生的宝宝拥有自发向妈妈的乳房移动并吸吮的能力。很多把初生的宝宝放在腹部足够长时间（至少一小时）的妈妈，都见证了这一点。刚出生的宝宝需要先歇一歇，放松下来。这时宝宝的手是松开的，脚和手基本不动，眼睛是闭着的。不过他很快就会醒过

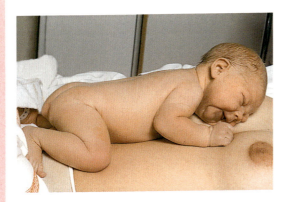

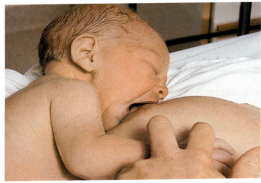

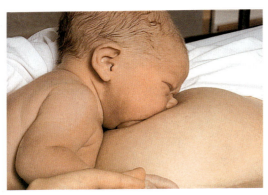

出生后主动对接：宝宝趴在妈妈胸前，找到乳头开始吸吮。整个过程需要一定的时间。

来，在妈妈气味的指引下，手臂、腿和肩膀会小小地移动并且尝试转动小脑袋。渐渐地，他的动作开始活跃，用腿把自己稍微支撑起来，向妈妈乳房附近调整方向，尝试用嘴寻找。整个过程中会有一些间歇。宝宝的小手会触摸妈妈的乳房，促进哺乳所需荷尔蒙的产生。

宝宝用嘴巴寻找乳头，并且开始"侦查"妈妈的身体。他轻轻地撑起头，张大嘴巴来回转动头部。他十分努力，多次尝试，为此花费了很长时间，妈妈或许会忍不住来帮忙。宝宝找到合适的位置后，低下头开始吸吮的动作，可能吸上一阵子之后，他才会自己放开。出生后大约两小时，大部分宝宝会进入深度睡眠。

让新生宝宝俯卧，是唯一可以让他能够自己移动身体和头部，以便与妈妈乳房对接的姿势。在分娩过程中如果没有使用药物，这个过程会比较容易。宝宝通过自己尝试寻找来开始第一次哺乳，大多可以建立一个舒适并有效的吸吮模式。

妈妈帮助实现初次哺乳

情况的发展未必总是如人所愿。理论上，在初次哺乳中，宝宝就能自己找到妈妈的乳头。如果宝宝做出用嘴巴寻找或者移动身体的标志性动作，然而在一个小时之后依然不能靠自己找到乳头时，妈妈可以来帮忙。在宝宝没有准备好之前，把他的头按在乳房上意义并不大。

你可以让宝宝侧躺在一个平放的"床"上以侧边的姿势哺乳（见37页图）。助产士会帮助你调整到一个舒服的姿势。你也可以坐起来，让宝宝平躺在你的腹部，此时他的嘴正好在你乳头附近。或许宝宝可以自己开始吸吮，或者你轻轻地用手托着他的下巴。在产床上或水中分娩后，你可能比较想把身体坐直，这时"摇篮式"姿势（见39页图）可能比较适合。

有些宝宝表现得似乎并没有准备好：哭闹、疲惫或是睡着。这种情况可能有点儿让你失望，不过也没有必要担心。宝宝待在身边，稍后就会重新尝试。

剖腹产后的初次哺乳

剖腹产后的哺乳与自然生产后的哺乳其实没有多少不同。与宝宝长时间肌肤接触和频繁吸吮是成败的关键。有些妈妈事先知道，宝宝将由剖腹产的方式来到世界，会比较有心理准备。而预期外的剖腹产，有些妈妈可以很快接受，有些妈妈会被这个结果打击，只能逐渐消解对于自然生产的预期，要给这种情绪留出空间。

有些医院可以实现手术室内的剖腹产后母婴肌肤接触——手术前给产妇戴上一个有弹性的腹带。

接受局部麻醉之后，你可以在手术中亲眼看着你的宝宝如何来到世界上、如何被放到你的上身、如何被腹带承托住。有可能宝宝在手术中就开始吸吮，也有可能因为麻醉的关系，宝宝的吸吮行为受到影响。

在全身麻醉的情况下，你可能需要更长一段时间才能完全醒过来。这时宝宝的爸爸可以负责欢迎宝宝的工作，把宝宝放在自己裸露的上身上。大多数情况下，在你从麻醉中醒来之前，新生宝宝完全不需要补充任何水分。你可以在麻醉苏醒室一醒来就开始初次哺乳，也可以在产后住院病房开始（见48-49页），母乳中的少量麻醉成分不会对宝宝造成影响。由于麻醉程度以及妈妈和宝宝的状况各异，每对母婴开始初次哺乳的时机也各不相同。

月子期开始

在你和宝宝安静地互相熟悉，宝宝在你的乳房上吸吮之后，宝宝将被带去量身高、称体重、稍微清洗，或许还要穿上衣服。宝宝刚出生后的一些天里，比较适合的做法是用水洗的方式清洁宝宝的身体，不要泡澡。同时妈妈洗澡时只用无香的肥皂或沐浴液，在胸部和腹部只用清水。你身体上的特别味道以及残留的羊水可以在哺乳中对宝宝起到帮助作用。

从产房转移到产后住院病房的一段路，大概是宝宝来到全新世界后的第一段行程。这段行程中，没有哪里会比在你的怀中更让宝宝感觉安全了，你们甚

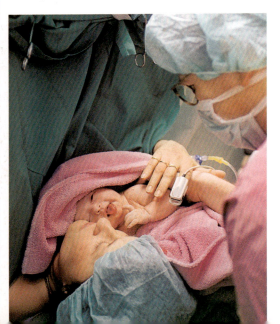

剖腹产后，宝宝也同样可以留在妈妈身边进行产后母婴肌肤接触。

至可以盖好被子，一边进行母婴皮肤接触，一边被转移到病房。

到达住院病房后，医护人员会再次对宝宝进行检查。这些检查一般在病房中就可以进行，这样宝宝不需要与妈妈分开，也可以避免接触更多外来微生物。

如果是门诊分娩，在母婴状况良好的情况下，你会在生产后几小时内被允许出院。出院说明见47页。

跟想象的完全不一样

很有可能一切都跟你之前设想的不一样。或许发生了并发症，或许由自然生产转为紧急剖腹产，或许宝宝需要被转移到别的医院，或许医院的程序问题妨碍了初期哺乳的进行。

如果由于必要的医疗原因需要与宝宝分开，你的身边需要能够倾听你说话并且鼓励你的人，帮助你一起度过这段时期。此时一张宝宝的照片对你来说非常有意义。要相信，与宝宝肌肤接触来欢迎他的一刻总会到来。

只要有机会，就尽量与宝宝直接交流：你可以跟他说话，对他解释周围发生的一切，轻轻抚摸他的小手小脚。如果不能在分娩后立即或几小时内开始哺乳，很重要的一点是，你需要在产后六小时内开始清空乳房中的母乳，以确保为你的宝宝提前激发足够的奶量。你需要根据指导，首先用手排空（见50页），之后按时使用吸奶器排空（见89页）。

从最初几天开始

宝宝对于新事物的接受和学习能力非常令人惊讶。最初的哺乳行为由新生宝宝和妈妈的生理反射掌控，直到逐渐变成一种熟练掌握的行为。因此，最简单的掌握哺乳的方式是，妈妈和宝宝双方从一开始就经常进行练习。宝宝的目标是：在妈妈的乳房上吸吮。妈妈的任务是：在合适的时间点创造适合哺乳的环境。在这个过程中，最初几天里状况时好时坏比较正常，可能这一次哺乳进

小通告
如何开始

开始阶段的目标不是达到每次完美哺乳，而是利用各种机会来加强练习。重点是，在宝宝出生后尽可能频繁地进行哺乳，这样之后的阶段妈妈会比较舒服，宝宝可以获得更多量的母乳。

行得顺利，下一次却没那么好。

月子期的母婴皮肤接触

把脱光光的宝宝放在你的皮肤上较长时间，可以使很多事情变得简单。你可以随时发现宝宝醒来、变活跃，更容易察觉到宝宝的需求。肌肤接触几乎是一种"神奇方法"，不需要太多其他帮助就能解决很多问题。因此你会在本书很多章节中读到"长时间肌肤接触"的建议。

大多数妈妈和宝宝都很享受母婴肌肤接触。宝宝比较喜欢你先告诉他："现在我想把你抱过来亲亲啦"，然后把时间交给他，由他对你的提议表示出同意；或者偶尔他表示想要做别的事情。

极少数情况下，有妈妈会确定自己完全不适应母婴肌肤接触，或者最多忍受一小会儿。这可能出于只有你自己知道或者你自己也搞不清楚的原因。这种情况下，比较有意义的做法是，由你来选定一个同"穿衣服宝宝"的距离，这个距离要保障你感到舒服。

母婴肌肤接触的实际操作

用垫子支撑好身体，以舒服向后靠的姿势坐着或躺下，可以使你的母婴肌肤接触时间感觉更加舒适。穿衬衫或者这种前面有拉链可以打开的外套，可以保持肩膀部位的温暖。产后最初几天内，内衣不是很有必要穿，但需要用毯子给宝宝背部保暖。宝宝可以穿着尿不湿，也可以不穿。如果你需要暂时把宝宝放在旁边一下，给宝宝用一个带袖子的婴儿睡袋或毯子包一下，比起穿好全部衣服更方便。

身材小或是早产的宝宝在与妈妈的肌肤接触中用毯子盖好后背可以保暖。宝宝与妈妈的肌肤之间如果隔着布料或者肌肤接触被中断的时候宝宝会感觉凉。

为什么要频繁哺乳？

在接下来的几页里你会读到，很多妈妈提到过的建议：频繁哺乳。虽然有人不这样做，母乳喂养也进行得不错，但是为什么这些建议对大多数人如此有效？

在最初阶段，频繁哺乳是指在妈妈身体信号出现之前提早开始行动。因为此时乳房还是柔软的，没有变很满，宝宝吸起来更容易。哺乳开始后乳房立刻获得更多母乳，并发动起来，使母乳合成更早更大量。这样可以避免乳头受伤、新生儿黄疸以及乳房过胀。你很有可能会感觉到，母乳分泌量在慢慢增长，并长期保持在比较高的水平。宝宝的体重在出生后会有短暂的略微下降，然后会迅速增长。如果你在这个阶段让宝宝频繁吸吮乳房，可以在之后哺乳时明显感觉更轻松。

此外,当你把宝宝放在身边，由他发出讯息来指引你何时哺乳时，宝宝会选择一个合适的时间点，此时他的吸吮动作更有效，而且妈妈感觉舒服的概率也更高。

何时哺乳：肚子饿的表现

你的新生小宝宝想要喝奶时，会自己表现出来。你可以利用这一点，不根据特定的时间表，而是根据宝宝肚子饿的早期信号，给他吸奶的机会。这些信号包括：

- 眼睛转动加快（包括半睡状态），额头起皱。
- 小脑袋来回转动。
- 活动身体、发出轻微声响。
- 舔嘴唇、做出吸吮动作以及吸吮声音。
- 半吐舌头。
- 手放到嘴边或嘴里。

一般情况下，当宝宝不能立刻吸到奶时，会很快开始发火，几分钟后会崩溃大哭。哭闹属于婴儿饥饿的后期表现。让一个哭闹的宝宝安静下来开始哺乳，比给一个刚刚显示出吸奶兴致的宝宝喂奶要困难得多。

在最初的24小时内，哺乳时间可能有时非常短。但是每次哺乳宝宝都得

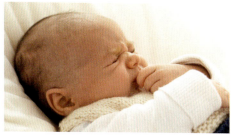

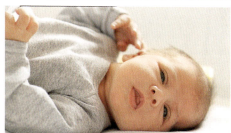

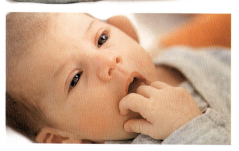

皱眉头、舔嘴唇、手放到嘴里，这些都是肚子饿的表现。意思是：宝宝想要吃奶啦。

到"初乳"，大约半个小勺子的量。在每一次宝宝表现出肚子饿的信号后都进行哺乳或者必要时把他从睡眠中轻轻唤醒，那么从第一天起大概就可以完成每天8次及以上的哺乳尝试。

也有可能因为紧张的生产过程或者用药原因，宝宝很难被叫醒。又或者你自身很疲惫，在最初24小时里只能完成3到4次的哺乳尝试。那么，你可以在某个你和宝宝双方都准备好的时间点上开始，尽量频繁地尝试哺乳。产后第二天，妈妈的乳房仍然是柔软的并且没有胀满，宝宝可以比较容易地吸住。

关注你的宝宝

宝宝发出的饥饿信号安静又缓慢。即使很清楚这些信号，但是只有当你关注着宝宝，没有被分散注意力时才能发现这些讯息。在最初几天尝试母乳喂养时，最好不要被访客（除了宝宝的爸爸）、手机或是电视打扰。或者至少，把打扰降到最低程度。

摆放和姿势

在医院或是家中开始母乳喂养时，

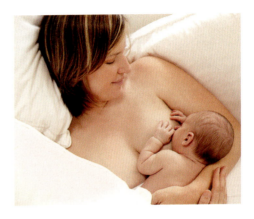

后靠姿势可以让宝宝自己对接好。

会有人告诉你如何摆放宝宝。经验显示，尽管有个体上的区别，一些共通的细节对哺乳初期非常有帮助。在实际操作中，了解到这些细节可以使哺乳摆放过程进行得快速、简单得多。随着时间推移，每对妈妈和宝宝都能找到自己独有的方式。你们来决定，众多不同的摆放宝宝方式中，哪一种感觉最舒服。如果一种方式不成功，就换另外一种试一试。另外，妈妈改变哺乳姿势也是一种可行的办法。

衣着和舒适度

在产后最初几天或者哺乳遇到问题时，妈妈不穿文胸，让宝宝裸体或只穿少量衣服，哺乳更容易成功。穿很多层衣服，加上睡袋、帽子等，会让一切变得很麻烦。当然，之后你在哺乳时穿什么都是可以的。

在开始哺乳时，把一切布置好，让自己无论坐或躺都感觉舒适放松非常重要。可以用枕头或靠垫支撑在背部、手臂下方，或者使用哺乳枕、脚踏和毯子卷儿。

后靠式哺乳

如果你感觉比较放松的话，可以给宝宝机会自己连接到乳房上——不只是宝宝刚出生这样做，而是出生后一段时间之内都可以（见28页）。这种姿势不是仰卧躺平，也不是坐直，而是以一个你感觉舒服的中间角度，利用枕头来支撑住身体，或者利用医院里可以抬起一定角度的病床。宝宝可以脱光光，也可以穿少量衣服，妈妈露出乳房然后把宝宝腹部向下以随意角度摆在身体上。此时宝宝整个身躯趴在妈妈身上，自身重量可以稳定平衡，妈妈也可以拿些东西垫在他的脚底防止下滑。然后慢慢等待，期间调整姿势，需要时稍微帮忙，看看会发生什么。许多宝宝在这种姿势下，经过几次活动就可以自己吸到乳头，有时甚至在半睡眠状态下做到。如果你喜欢这种哺乳姿势，你的母乳喂养就很简单了。

妈妈主动摆放

另一种可能性是，哺乳连接由妈妈主导，因为你喜欢这样做或是出于某些情况的需要，当然宝宝用天生的反射能力也会加以配合。当你摆放宝宝时可以这样进行：

- 如果宝宝显示出对哺乳的兴趣（见33页），就把他摆成你想要的哺乳姿势。
- 在开始几天里你可以事前做一些简短的抚摸乳房的动作，使乳汁更易于流出。（见50页）
- 宝宝的脸和腹部面向你，身体紧贴住你，手抱住你的胸部。你抱着宝宝，而不是让他躺在哺乳枕上。你的手边要放好一个枕头或靠垫，以便稍后拿来支撑你的手臂。
- 把大拇指和食指张开组成L型，轻轻拖住宝宝的颅底部位。注意不是后脑勺也不是背部。
- 把宝宝摆到他的鼻子与你的乳头大概相对或稍低的位置。因为宝宝的头比较容易向后垂，必要的话可以稍微滑动下宝宝的身体。
- 当你的乳头部分轻轻碰触宝宝的嘴部

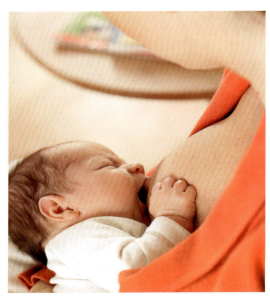

时，会触发宝宝的反射机能，他会张开嘴巴。然后你要等待宝宝把嘴张到足够大——像打哈欠时一样大。

● 在宝宝张大嘴巴这一短暂时刻，把宝宝的身体拉在你前臂稳定的一面，干净利落地把他贴到乳房上，让他的下唇首先碰到乳头。

● 宝宝感觉到嘴里的乳头，并开始吸吮。

● 用前臂和手掌鱼际处将宝宝的胸腔和肩膀部位压紧在你的身体上，只有这样才能创造足够近的距离，使宝宝身体保持稳定。

● 完成以上步骤，你可以拿靠垫或是毯子卷垫在手臂下方，这样可以舒服一些。

必要的话，重复以上步骤。成败的关键是耐心等待以及合适时机到来时的快速反应。

好用的手势——C 型把手

乳房形状坚实，乳头突出的女性不需要在哺乳过程中扶住乳房。另一些女性则需要扶住乳房，稍微调整形状才更容易顺利进行。

C型把手是一种适用于所有哺乳姿势的手势。食指放在离乳头一掌宽的地方，无名指和小指放在胸腔上。大拇指

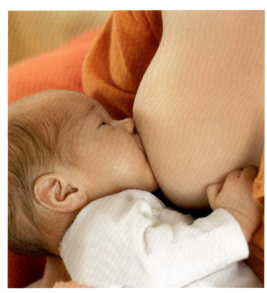

开始时用乳头轻轻碰触宝宝的嘴，等到他把嘴巴张大时，扶住他的肩膀拉近到自己身上。

放松搭在乳房上面，同样离开乳头一定距离。通过手指轻轻按压可以塑造乳房形状。胸部小的话要尽可能在动作中把手指压到乳房后方，可以感觉到肋骨。胸部大的话，尽可能保持手指与乳头间足够大的距离。以整个乳房几乎不抬高，而是保持在自然的位置为宜。你可以转动手指组成的C型，手指或多或少跟宝宝的嘴部平行。

侧面姿势

侧面姿势也叫作背后姿势，适合刚开始尝试哺乳或是不适应其他容易摆放的姿势的宝宝。你可以像其他姿势一样把宝宝拉到胸部合适的位置并仔细观察他的嘴。

分步做法如下：妈妈脚下放一个舒服的脚踏，背后放上枕头，这样宝宝可以把腿放在靠背前的空间。宝宝的腿轻轻曲起，从胯部处稍微弯曲，身体躺妈妈左手前臂上，轻轻环绕依偎在妈妈身上。宝宝的鼻子大约在乳头相对的位置。妈妈轻轻扶着宝宝的颅底部，右手以C型把手手势把左边乳房扶好，同时用前臂支撑把宝宝平稳地移到胸部上来。

躺式哺乳

如果你需要休息或者坐着感觉疼痛

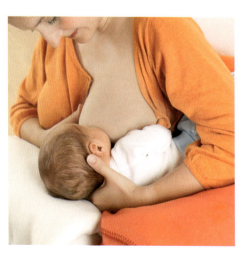

侧面姿势：一只手的大拇指和食指分别扶住宝宝两侧耳朵。宝宝的背躺在妈妈前臂上。

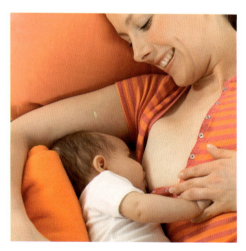

躺式哺乳：妈妈和宝宝腹部相对侧躺，背后都用东西支撑。

的话，一旦宝宝已经可以轻松连接到乳房，平躺下哺乳的姿势会非常舒适。妈妈在平的垫子上舒服地侧躺，腿略弯曲。后背用一个毯子卷儿支撑，头枕着一个小而结实的枕头。

如果是医院病床，把床头部分位置放平。要点：肩膀要躺在床垫上。因为如果你用肘部来支撑头部的话，很快会感到疲劳。现在把宝宝也同样摆成侧躺姿势，正对着你的身体，后背到肩膀用毛巾卷儿支撑。扶住宝宝大概背部中间的位置，这样他的头可以稍稍后仰。宝宝的鼻子大约对着乳头的位置。如果宝宝向上滑，嘴对着乳头时，要拉回来一些。你的右前臂弯曲放在床上，在合适的时机把宝宝拉到胸上。过一段时间你就不需要再扶住乳房，单用上面的手就可以把宝宝放好。换边的时候，把宝宝压在你的腹部，扶着宝宝一起翻身到另一边。

摇篮式

摇篮式最常见，适用于任何地点，非常实用。步骤如下：带着宝宝舒服地坐好后，把宝宝放在右手前臂上。宝宝的头大致抵到你的臂弯或稍微向下一点的位置，这样他的鼻子差不多对着你的乳头。宝宝侧卧，腹部与你的腹部相对，紧贴着你的左胸下方或者倾斜一些紧贴在你左腿大腿处。用右手抓住宝宝右侧大腿或者屁股，同时用左手以C型手势扶住右侧乳房，然后把宝宝放好位置开始哺乳（如39页图）。最后推一个枕头垫在前臂下。整个哺乳过程中，前臂要负责宝宝与你的身体保持足够近的距离，尤其是不要忘了宝宝的屁股。这个姿势比较适用于宝宝已经熟练吸奶的情况。

摇篮式——另一种手的位置

经典摇篮式哺乳姿势的变体。变体摇篮式姿势中，宝宝由你的前臂抱在身体前方。手掌鱼际位置扶住宝宝的肩胛骨处。在产后初期这种姿势比较好用（见39页图）。必要的时候用左手抓住左边乳房，等宝宝吸住之后可以小心地放开手，用手臂环绕宝宝。

下嘴唇首先连接

如果宝宝嘴巴张得不够大，或者做不到把很多乳晕含进嘴里，可以尝试以下方法：身体摆直坐在椅子上，背部舒服地靠着椅背，不使用垫子。以左侧哺乳为例，宝宝面对你的方向躺在你的腹部前面右胸下方。

你的右手前臂擎住他的后背，手掌鱼际处扶住他的肩膀。右手大拇指和食指轻轻地从宝宝的左耳到右耳环住，不碰到脸颊或后脑。宝宝头部的重量落在你的食指上，头部可以自如地向后仰。此时不用扶住乳房，而是把乳房下侧接近宝宝，使宝宝的鼻子对着乳头。然后把宝宝拉近，使宝宝的下巴和下嘴唇与乳头保持大概两指远的距离贴住乳房，停住等待直到宝宝把嘴张开。此时宝宝的下嘴唇是被乳房下方固定住的，宝宝的上嘴唇会像铲车斗一样打开到乳头上方，乳头划过宝宝的鼻子和上嘴唇落到宝宝嘴里。期间乳头可能会有弯曲折叠，或者你也可以用左手大拇指稍稍帮助。

超大乳房妈妈的哺乳姿势

妈妈乳房非常大的情况下，需要对每种建议的姿势都通过针对性试验进行修正。后靠型姿势中（见35页），更适宜把宝宝相对你的身体放得更平。上身坐直，看着乳房自然垂下的位置，把宝宝放到乳头下。用上臂在侧边稳定住乳房，尽量注意不要让乳房重量压在宝宝胸腔。

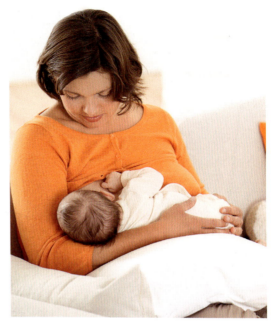

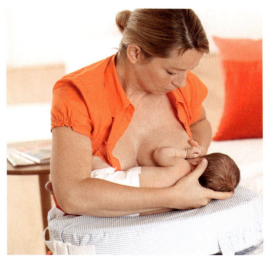

摇篮式哺乳姿势中，宝宝躺成与妈妈腹部相对，头部在妈妈的臂弯里。
变体摇篮式中，由妈妈扶住宝宝肩胛骨。

小改变，大作用

当母乳喂养过程中出现问题，可能是以下所讲的几种常见原因之一造成的。尝试做一些改变，或许就可以排除问题。

连接问题

- 宝宝头部在你的胸前左转右转就是不能吸住？这种看起来的"摇头"的动作，实际上是宝宝与生俱来的"寻找乳头反射"。由于采用了摇篮式姿势，所以"寻找反射"不能成功。你可以换成后仰式哺乳姿势，让宝宝趴在你的上身，运用这一寻找反射，自己找到乳头并连接上。（见35页）

- 可能你扶住乳房时用了所谓的"夹烟手势"，即用食指和中指夹住乳头和乳晕部分。你应该使用C型手势（见36页），避免手指挡住宝宝，便于他吸住乳房。

- 虽然使用了C型手势，但是手离乳晕过于接近而没有与宝宝的嘴保持平行。可以把手指向后移动一些，离开乳晕一些距离，并与宝宝的嘴保持平行方向，适应宝宝的嘴。

- 如果感觉宝宝的头一直向下压，压得你的手腕感觉要断了，可以向你的胸部方向按一下宝宝后脑位置，他就会自己抬起来。宝宝喜欢自己活动头部，当然也喜欢肩胛骨部分有支撑。

- 如果到目前为止都是把乳头送到宝宝嘴里，没准儿可以试试反过来做，快速地把宝宝拉到乳头上来。

- 宝宝的嘴对着乳头？那么把他往下拉一点，让他的鼻子对着乳头。

- 宝宝的下巴像打瞌睡一样蹭到他的胸？那么把他调整成鼻子对着乳头，使他在吸吮时头可以稍稍后仰，更加省力。

哺乳姿势问题

- 在侧躺式和摇篮式姿势中，宝宝不是侧躺而是仰卧。只有侧躺姿势才能便于宝宝贴到胸上。

- 宝宝两只胳膊都放在他的肚子上，你的乳房同侧？只有宝宝的小胳膊在乳房两侧左右各一只，宝宝才能完全面对乳房。

- 有时宝宝和你的身体之间有缝隙。你可以把他的肩膀、胸部、胯部向自己轻轻压过来一些，宝宝会吸起来更容易。

- 乳房慢慢从宝宝嘴里滑出来？在前臂下方加一个枕头支撑可以解决这个问题。

- 如果摆放宝宝的时候你把乳房抬高，放开时由于重量向下使乳头滑出嘴里。那么下次摆放的时候注意让乳房自然垂下，再把宝宝放过去。
- 如果宝宝只含住乳头的部分，那么把他向里推一些，或者重新开始。
- 大部分宝宝不喜欢脚悬空，他们喜欢脚底有支撑。
- 可能你担心宝宝是否会缺少空气，因此用拇指按住乳晕，结果宝宝很容易把乳头吐出来。其实这样做没有必要，宝宝从鼻孔侧面吸气，你可以把宝宝的髋部向自己身体方向靠近一些。
- 你的手臂、颈部、肩膀、腿部、后背和嘴是不是绷紧的？放松这些部位，可以使你的乳汁流淌得更顺畅。

怎样才是舒适的哺乳？

宝宝把嘴巴张很大，把大部分乳晕含在嘴里——不仅仅是乳头部分！下嘴唇和上嘴唇向外翻起，下巴压在乳房上，鼻尖（几乎）碰在乳房上。宝宝的头稍稍后仰，舌头放在下嘴唇之上，形成一个长的凹槽。你可以观察到，宝宝的各个小肌肉如何协同工作。

宝宝松开嘴巴时，注意看

- 宝宝短暂地松开嘴巴时，要好好利用，仔细观察，它可以带给你很多有用的信息和提示。
- 宝宝的舌头在下嘴唇上吗？是否形成一个长形凹槽？
- 宝宝的嘴巴湿润吗？
- 乳头是否像哺乳开始前一样圆？

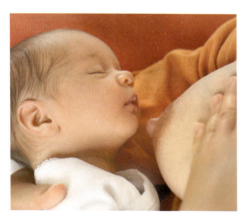

哺乳之后，宝宝的嘴巴变得湿润，妈妈的乳头为圆形，乳房变软。

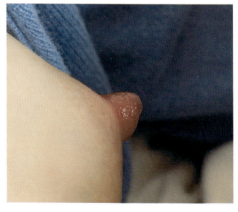

挤在一起的皱起来的乳头，说明没有含住足够多的乳晕。

- 哺乳后乳房是否变软？

乳头形状为椭圆形，或者有皱褶，表示宝宝没有含住足够的乳晕。可以尝试一下38页所讲的让宝宝下嘴唇先碰乳房的方法。

哺乳的节奏

许多不同的因素决定了哺乳的节奏与过程。有时某些不适应状况出现时，宝宝会聪明地做出调整。

激发乳汁流动

宝宝如何获得母乳？只有当泌乳反射发生时（见15页），乳腺小叶中产生乳汁流入输乳管，宝宝才可以喝到母乳。哺乳开始时，宝宝靠快速吸吮动作使母乳流动，之后他们吸得更缓慢深入，便于喝奶和下咽。这个交替过程在一次哺乳中会重复出现两三次。不过要触发泌乳反射，也可以通过以下方式：哺乳前轻柔地放松和抚摸乳房（见50页），宝宝的手抱住乳房，宝宝不喝奶只是津津有味地嘬乳头，或者必要时使用吸奶器（见90页图）。

有些妈妈从来感觉不到泌乳反射，有些可以感觉到发麻、拉扯感、变热或者很短的轻微疼痛。也就是说，如果你在乳汁流动开始时可以感觉到，说明你的确已经开始泌乳反射。如果没有感觉到也尽可以放松，泌乳反射也可能已经在不知不觉中开始了。

需求决定母乳量

宝宝和你共同决定母乳量的多少（见16页）。母乳被全部吸空后，身体便会发出信号补充母乳，因此如果等待相对长的时间开始下一次哺乳，尽管可以多存储一些乳汁，但是在此期间身体接收不到（新的）合成母乳的信号。

如果根据宝宝的需求来哺乳，那么就可以保证哺乳次数足够频繁，宝宝可以获得足够的母乳。在一般情况下，所有的一切都应该以宝宝的需求为准。如果想要提高母乳分泌量，必须记住：对乳汁的需求越大，乳房被吸吮得越空，即宝宝吸得越频繁，时间越长，妈妈身体内的母乳合成量就越大。

喂奶——频率和长短

一般来说，宝宝大概24小时之内需要在妈妈胸前吸奶八到十二次。大部分宝宝在吃饱之前，在开始一边的乳房吸吮的时间比较长，而在之后另一边时吸吮的时间相对较短。在产后最初几周，这个频率一定会达到。通常情况下，在之后的半年内也会是这样。

宝宝在一边乳房吸吮的时间通常为几分钟到二十分钟，另一边时间稍短，波动幅度会很大。乳房在哺乳过程中不会完全被吸空，当然也不需要这样。

只在乳房上练习

宝宝练习吸吮最容易的方式就是直接在妈妈胸部上练习，而不是使用奶瓶嘴。这样宝宝会得到概念，只有在妈妈的乳房上才能得到他的美妙食物。在最初几周里，其他吸嘴会妨碍宝宝学习吸吮的过程。人工吸嘴，例如安抚奶嘴、奶瓶嘴、乳头保护罩或有时放在嘴里的手，等等，都会减少宝宝在乳房上吸吮的时间以及改变他的吸吮方法，可能会造成宝宝两次哺乳期间容易饥饿。如果你不打算让宝宝用人工吸嘴的话，最好在医院里就及时向医生提出来。

叫醒睡觉的宝宝？

看着睡着的宝宝你一定非常满意，不想把他叫醒。同时宝宝也在学习，像掌控进食一样，自己掌控睡眠需求。但是某些例外情况下，叫醒宝宝是必要的：在最初几天里，白天宝宝自己要求哺乳的次数没有达到至少3小时一次或整个24小时里不足8次，或者观察到在半睡状态下宝宝的饥饿信号。如果你感到乳房胀满必须排空，也是需要叫醒宝宝的标志，因为哺乳是妈妈和宝宝两个人共同协作的事情。如果有必要，你可以用这些方法轻轻叫醒宝宝：

- 说话或唱歌。
- 竖着抱起来。
- 拿掉盖毯或睡袋。
- 脱掉宝宝部分或全部衣服。
- 换尿布。
- 进行母婴肌肤接触（带或不带尿不湿都可）。
- 按摩背部或脚。
- 轻轻推着宝宝来回翻身。
- 给宝宝洗澡。

以上方法最多连续尝试两到三次就好，如果宝宝还是睡得很熟，那就等一会儿再试。

最初几天之后，只有当宝宝体重增长没有达到标准时（见67页）才需要把

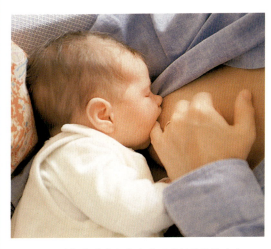

用手指放进嘴角的方法可以轻柔地让宝宝松开乳房

要停止哺乳重新开始。为了保护乳头，你可以把小手指（指甲剪短）从宝宝嘴角放进上下颚之间——不要仅仅放在嘴唇之间，直到吸吮动作停止，然后把宝宝从胸上移开。

拍嗝

宝宝吃饱后或者换边时，你都可以给宝宝拍嗝。保持竖直方向抱着宝宝，用手扶住他的头然后轻轻地拍背。睡着的宝宝不需要拍嗝。有些宝宝吃饱后会吐奶，有时是喷出来的。只要宝宝排便量正常，体重逐渐增加，一切就没问题。只有衣物弄

宝宝叫醒吃奶。这一点很重要，因为有些宝宝进食太少可能表现出精神不振或贪睡的症状。

竖直抱起有助于宝宝打嗝，或必要时轻轻地把宝宝从睡梦中唤醒。

中断哺乳

一般情况下不需要打扰宝宝吸奶，可以让他在一边乳房吸到自然松开。因为乳房被排空得越好，后段母乳中脂肪含量就越高。宝宝吃到脂肪含量更高的母乳，饱腹的感觉可以持续更长。一侧乳房吸完之后再给宝宝吸另外一边，直到他自己停止。有时宝宝一餐吸一边就可以吃饱。只有在宝宝含住乳晕部分比较少或者妈妈感觉疼痛的时候，才有必

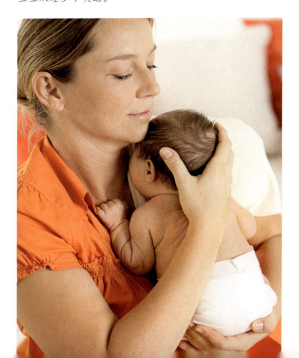

湿这件事很不方便，你可以试一试，稍微缩短哺乳时间、喂奶前换尿不湿或者移动宝宝时更小心一些。

在胸前入睡

哺乳中，宝宝常常会在妈妈的胸部睡着，慢慢松开嘴巴，乳头滑出来。你可以把小手指伸进宝宝嘴角处，防止宝宝张嘴的最后一刻合上嘴巴，把乳头咬痛。

乳头保养

让乳头上的母乳自然变干是比较适宜的做法。在月子期间穿宽松衣物，不戴文胸，不但方便哺乳，也让皮肤感觉更舒服。短时间穿文胸加防溢乳垫时，乳头可以保持良好的血液循环，不会皱在一起，皮肤也可以接触到足够的空气。——注意不可以长时间穿戴。

宝宝和你在一起

对于宝宝来说，妈妈总是陪在身边非常重要。宝宝有时需要妈妈积极地照顾，有时会自己睡着，在睡梦中感受着妈妈的体温。即使刚刚出生，宝宝也并不需要24小时的关注，但是妈妈一定要在听得到宝宝召唤的地方。（见10页）

24小时母婴同室（Rooming in）

几乎所有医院里，都可以实现宝宝与你住在同一个病房中，只是院方并不一定主动鼓励你这样做。你可以明确提出，希望宝宝待在你身边。在经历了艰难的产程身心疲惫的情况下，可以恢复精力之后再与宝宝全天候母婴同室。

母婴同室时，妈妈可以直接观察到宝宝的饥饿反应，更方便练习哺乳。出院回到家中时也可以更好地适应有宝宝的新生活，作为妈妈感觉更自信和得心应手。医院里的24小时母婴同室，需要帮助时尽可以按铃或找护士帮忙。宝宝可以部分时间或几乎所有时间都待在你的床上，这对哺乳来说是最方便的。宝宝睡觉的时间，你可以用来睡觉休息。被子卷儿、哺乳枕，或者医院病床的挡板可以防止宝宝在你睡觉时掉下去。更多的宝宝在床上的安全措施见71页。夜里不需要给宝宝换尿不湿，除非闻到宝宝排便的气味或是衣服被浸湿。

奶量足够的标志

你可以想象一下宝宝如何吸奶，哺乳怎样进行的画面。如果你能感觉到母乳流出的迹象说明奶量充足，尽可以安心享受与宝宝在一起的时光。如果有必要，可以提前改善。

母乳量充足的第一感觉你已经拥有，如果需要更详细的说明，读本书67-68页，可以知道哪些现象是奶量足够的证明。

产后初期几天里，宝宝吸奶时，你会感觉有疼痛和加倍的恶露，表示乳汁在流出。如果在宝宝没有吸的一侧乳房也流出乳汁，表示两边同时都有乳汁流出。当然如果没有这些迹象，宝宝也可以获得母乳。基本上自主流出的乳汁可以用摊平的手掌轻轻地短暂地按压停止住。这种现象大部分几周之后会消失，但是母乳量不会变少。

可靠的反馈：尿布

宝宝穿过的尿布可以如实反映宝宝喝到的奶量是否足够。在出生后八小时内宝宝会排便和排尿。第一天的便便是黑色的，之后几天颜色渐渐变浅，从第五天开始，母乳喂养的宝宝的便便大致应该是土黄色，偏黄或偏绿一点儿。便便颜色变浅表明，由于进食大量母乳，黑色的胎便已经排出。从出生后第三天起到第五周左右，每天正常量的排便次数应该至少三次。这样每天一次性纸尿裤的用量大概是五到六片，布尿布的用量大概是六到八片，之后数量会改变。（见67页）

宝宝的体重

母乳喂养进行得顺利，也可以在宝宝体重发展上显示出来：宝宝出生后体重会下降一些，一般不超过出生体重百分之七的范围，之后在出生后十天内重新达到出生时体重。新生宝宝的体重在医院里通常每天测量一次，回家后由家访的助产士定期测量，作为衡量新生宝宝状况的附加标准。（见67页）

宝宝每次哺乳前或是哺乳后都称重

小通告
最初几天的讯号

普通情况下开始母乳喂养时，如果宝宝经常显示要吃奶的话，宝宝吸吮两边乳房次数大概为24小时内八到十二次，你会感觉比较舒适。宝宝便便的颜色会从开始的黑色逐渐变浅。

很麻烦而且没必要。每天一次的称重就足以反映之前24小时的状况。

何时需要帮助？

你能观察到大多数但不是所有的迹象？这完全正常，你可以放心地继续哺乳。如果某些迹象观察不到，可以寻求帮助。例如从来看不到舌头在下嘴唇上、出现挤伤的乳头、持续的疼痛等——开始几天宝宝尝试吸的时候例外——都表示，有哪里出问题了。宝宝没有规律及正常量的排便，体重减轻或是增长缓慢，都需要确定乳汁合成是否顺畅。你需要有经验的专业人员来搞清楚状况。（见22–23页）

回到家中

终于可以回家了。回到熟悉的环境，自己的床总是让人开心。以下建议帮助你顺利完成过渡：
- 有没有给家庭助产士准备好一个包括宝宝最低及最新体重的交接报告？
- 家中由助产士安排好如何帮助和后续照管了吗？
- 为了使宝宝更好适应过渡，从医院出来最好把宝宝抱在手里，并且让宝宝听到你的声音。除了开车时出于安全需要把宝宝放在婴儿筐里。
- 在家中——包括在家中分娩的情况——很重要的一点是，妈妈只负责带着宝宝待在床上，不需要负责家务。其他事情由家人或助产士来帮忙完成。

舒适的月子期

宝宝出生之后你会感觉到各种不同的强烈情绪。生育宝宝也许对你来说是一项挑战，同时也是带来满足的事情，自然会产生对宝宝的强烈责任感。也许你对于分娩过程的回忆不是那么美好，没有立刻产生母爱的感觉，对于身边多了一个小宝宝的状况感觉到十分不安。这一时期的妈妈们很多都经历过巨大的喜悦之后紧接着强烈的失落感还有哭泣。即使你很清楚，宝宝健康就是最大的幸福，实际上有时还是做不到。

很多妈妈在这一阶段的情绪起伏非常大。你需要时间来使生活节奏和内心世界都适应新的情况。随着时间的推移，你对有了宝宝之后的日常生活会产生新的感受和新的视角。

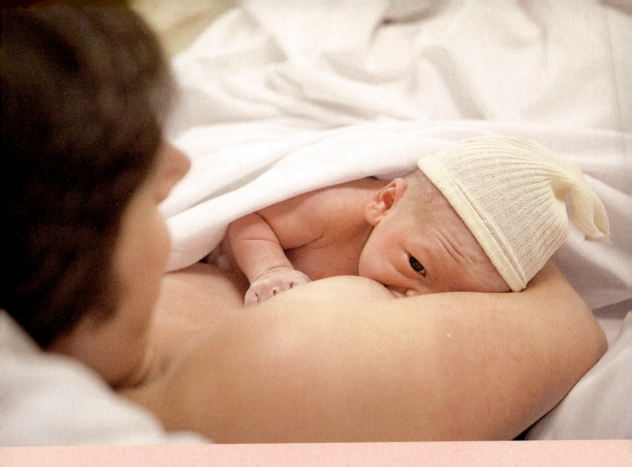

开始阶段的特别注意事项

如果你在最初阶段如本书所写的一样进行准备，那么你已经为母乳喂养的顺利开始设定了基础。然而有时还会出现困难情况或者意外的挑战。在这一章会讲到剖腹产、乳房胀满、吸吮困难、其他食物、皮肤发黄等情况。（乳头受伤见97页。）所有这些情况都需要情感方面的支持和特别的指导。

剖腹产之后的哺乳

手术方式分娩之后，身体产生的母乳和自然产是一样多的。剖腹产其实恰恰适合母乳喂养，因为哺乳可以帮助子宫恢复，加速伤口愈合。很多女性由于预想的生产过程和实际发生的不同，会格外珍视哺乳带来的亲密感。

产后几天你不太能够活动，也不能立刻充满精力，此时的你需要帮助。在医院的时候，永远不要不好意思寻求他人的帮助。宝宝爸爸或者其他人白天在你身边随时帮忙，能对顺利哺乳起到决定性的作用。因为开始几天你自己可能没有能力把宝宝从床上抱起来，需要在其他人的帮助下把宝宝放在合适的哺乳位置上。哺乳时事先把宝宝放在你的床上会比较方便（在大床上的安全守则见71页）。出院回到家中，剖腹产的妈妈有实际的帮手也非常重要。

这样做比较简单

剖腹产后最初几天，你可以花很多时间把宝宝直接放在皮肤上，进行母婴肌肤接触帮助你更快恢复，减少止痛药物使用——同时宝宝也喜欢亲密感、你的体温和气味。宝宝趴在腹部时自己可以吸到妈妈的乳房（见35页）。在床上半侧边姿势（见37页）哺乳也可以成功，让家中照顾你的人帮忙用枕头支撑背部和胳膊，再拿一个毯子卷儿垫在膝盖下。采用摇篮式（见38页）时，记得用枕头保护好腹部。如果开始阶段，每次喂奶中换边觉得困难，你可以每次只让宝宝吸一边乳房，下一次哺乳吸另外一边。侧卧的姿势（见37页）大部分人要一段时间之后才会适应。最初几天反复地放松和抚摸乳房可以使母乳的流出更顺畅。（见50页）

剖腹产之后也要尽量频繁哺乳，24小时内达到八到十二次是关键。伤口剧烈疼痛的话可以在哺乳结束后服用哺乳期可用的止痛药。由于麻醉药物的关系，宝宝可能在一段时间之内表现得比较嗜睡。多点耐心，只要观察到宝宝肚子饿的迹象就开始哺乳，必要的情况下叫醒宝宝，母乳喂养可以渐渐步入正轨。

这一时期感觉比较困难和吃力的事情，可以转化成你和宝宝之间一种磨合之后的有成就感的哺乳关系。

宝宝在婴儿室

如果宝宝在必要的状况下需要待在另外的病房，比较适合的办法是每次哺乳时间尽量频繁地或者走到或者被送到宝宝所在病房。情况允许的话，宝宝也可以在监护病房不穿衣服进行母婴肌肤接触（袋鼠式），这对妈妈和宝宝都有好处。同时，作为妈妈，建立乳汁分泌十分重要：在最初几小时采用手动方法

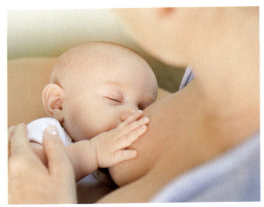

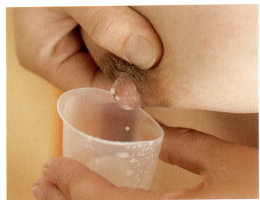

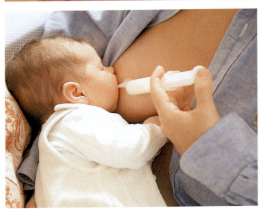

像宝宝的手一样轻柔地放松和抚摸乳房,用手挤出母乳,马上喂给宝宝。

排空乳房(见50-51页),之后用泵奶器按时排空乳房(见89页)。

手动获得母乳

在产后一两天之内学会如何用手放松和抚摸乳房,对于刺激乳房使母乳流出非常有帮助。用手刺激乳房的方法适用于以下情况:

- 产后初期几天内,如果宝宝在24小时内嗜睡或吸奶过少,可以每次哺乳前促进排乳,之后立刻喂给宝宝。
- 被要求与宝宝分开,需要用吸奶器泵奶之前。

放松和抚摸乳房

在双手干净、温暖的前提下,摊平整个手掌,放在乳房的上方和下方,然后内侧和外侧。轻柔地用两手掌相对施力的方式放松乳房组织,然后用手掌一边抚摸一边以星星形状由外到内一直向乳头方向滑动。当你身体坐直时,向前倾并稍微晃动乳房。可以通过轻轻地触摸小心地激发乳头尖端立起来。所有这些触摸都像宝宝的手一样轻柔,起到触发泌乳反射的作用。时间一般不超过一分钟。这种触摸虽然一般被称作乳房按摩，但事实上跟大家通常印象里的有力道的"按摩"手法比，"乳房按摩"要轻柔得多。

如何用手挤出母乳

用手触发泌乳反射之后，大拇指在挤奶时放在乳头一侧，中指和食指放在另一侧。稍稍抬高乳房，手指先向胸腔移动，然后小心地同时向乳头方向集中——位置在乳头后方——注意手指不要在皮肤上滑动。手法正确的情况下不应该有疼痛感。你可以先试一试：当把手指直接放在乳头旁边，挤出的奶量比较少；让手指离乳头稍远，挤出的奶量则比较多。一般来说这个距离也是宝宝吸奶时下巴与乳头的距离。

手指放好，向胸腔方向移动，挤出母乳，放松，让乳汁再次流出——这个过程有节奏地不断重复。期间你的手围绕乳头慢慢转动，保证所有位置都挤到，稍停一段时间之后再次触发泌乳反射排空乳房。从乳头流出的母乳可以用勺子、（不带针头的）针筒或煮过的小杯子收集起来，然后尽快在哺乳时用针筒从嘴角或用小勺喂给宝宝。

乳房变大变满

大约分娩后三到四天，你可以观察到母乳的变化。新生儿时期比较黏稠且颜色偏深黄的初乳，此时开始变成成熟母乳。成熟母乳比较清淡，颜色为乳白色，有时发蓝，同时奶量明显增多。初乳转变为成熟母乳的过程有一个比较普遍的叫法是"母乳入轨"——其实这种叫法并不准确，毕竟在成熟母乳之前初乳就存在了。这个过程中常常伴随着乳腺肿胀，这是由于血液和淋巴液聚集，只有部分转化成母乳的关系。对于天生具有大量母乳合成能力的女性来说，乳腺肿胀现象可能会在月子期间比较严重，甚至引起疼痛，因此提前预防更加重要。

如何预防乳房胀？

简单的措施——产后每天双边哺乳八到十二次——就格外有效。哺乳时间可长可短，重点在于要频繁。如果哺乳次数不够多，那么到第三或第四天时，由于荷尔蒙转换泌乳量会突然爆发。而从分娩后就频繁哺乳可以使母乳分泌渐进地提高，并且宝宝也可以提早练习，通过吸吮帮助妈妈减轻乳房负担。

如何减轻乳房负担？

尽管做足预防措施，还是发生了乳腺肿胀怎么办？

● 哺乳前热敷可以使乳汁更容易流出。可以使用暖袋、樱桃核热敷枕、浸了热水的小毛巾，或者温水淋浴。

● 乳房胀满的时候宝宝吸奶可能会有困难。这种情况下，哺乳前需要使用手动吸奶器挤出一些母乳（见50页）或者使用电动吸奶器排空乳房（见89页）。

● 在哺乳前用剪短的手指甲使乳头周围部分变柔软：把双手手指尖在乳头周围环绕成一圈，向胸腔方向轻轻按压一到三分钟。

● 日间至少每两小时哺乳一次，夜间每三小时哺乳一次（或紧急情况下用吸奶器泵出），可以明显减轻胀奶情况。只要一个夜晚频繁哺乳就可以感受到区别。

● 哺乳后给乳房降温可以缓解胀痛。不过降温要在自己感觉舒适的程度下进行：酸乳酪绷带、冰箱里的大头菜叶子或者包裹上小毛巾的冰敷带。注意避开乳头和乳晕部位。

● 哺乳期可用的止痛药或顺势疗法可以帮助度过疼痛时间。

吸吮困难

宝宝最初几天出现吸吮方面的问题，最有效的解决办法是让宝宝脱掉衣服，趴在妈妈裸露的上身，给宝宝时间，让他自主或帮助他找到乳房（见35页）。这个过程也可以不断重复。

宝宝在胸前哭闹

尝试哺乳时宝宝很可能在胸前哭闹，可以想象作为妈妈的你一定很烦躁。

然而宝宝的哭闹并不是拒绝你的意思，而是他在寻求帮助。这时不要让宝宝再次尝试，而是首先安慰宝宝。比如用身体接触的方式，先把宝宝衣服脱

有时候大量的母婴肌肤接触能够解决哺乳中出现的问题。

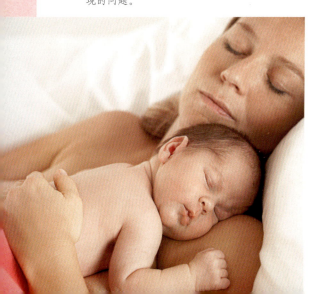

开始阶段的特别注意事项

掉，然后竖着放在上身双乳之间或者放在肩膀上，等宝宝出现头部或嘴的寻找动作时，小心地把他移到胸上。另外，你本身的放松和安慰的话对宝宝也是有用的。（见76页）

作为妈妈要冷静

许多不同的策略都告诉你如何保持镇定。或许你已经在产前准备课程上学过一些腹式呼吸的方法。感受到自己的身体了吗？哪里舒服哪里不舒服？感受脚下的地面，背后的靠背了吗？（见74—75页）

衔乳问题，昏睡问题

有些宝宝在含住乳头吸吮乳汁上有困难，有些宝宝开始吸吮后很快睡着或者反复打盹儿。除了进行长时间母婴肌肤接触之外，还有其他一些方法：

- 哺乳前短暂放松、抚摸乳房激发泌乳反射。（见50页）
- 摆放宝宝时仔细注意每一步，将有助于解决吸吮困难。（见35页）
- 尝试不同的哺乳姿势。（见35—39页）
- 如果宝宝只是含住乳头却不开始吸吮，你可以用注射针筒加软头小心地把母乳喂到宝宝嘴里（见57页）。只要很少几滴就可以让宝宝打起精神，或者帮助他发现乳房。
- 从第三、第四天起，你可以尝试自己挤压乳房。如果宝宝吸吮力道不够的话，你可以把手放到乳房比较靠后的地方，用大拇指和食指一起持续挤压，帮助乳汁更快流动。以压力扎实，但是不疼痛为宜。宝宝停止吸吮时，放松手指让乳汁停止流动；一旦宝宝又开始吸奶，就再次开始按压乳房鼓励宝宝。通过吸奶时同时按压乳房的方式，几天之后宝宝就可以学会在吸奶时自动保持活跃的状态。
- 衔乳困难时可以在宝宝嘴的周围轻轻按摩。

用大拇指和食指挤按乳房，有时可以帮助母乳流量增加。

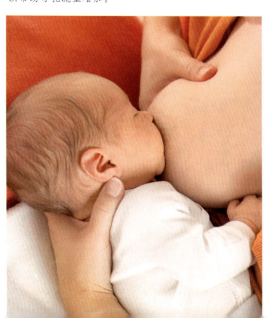

- 如果宝宝在吸奶时嗜睡，可以托住或按摩宝宝的脚底，轻挠背部或把宝宝举高。
- 哺乳时另一边乳房用吸奶器使两边乳房一起流出母乳，可以让正在吸奶的宝宝得到鼓励。
- 宝宝喜欢你跟他说很多的话，夸奖他，给他解释清楚你想要他怎样做；宝宝可以听懂你的语调。

只让宝宝在胸前吸奶

有些宝宝是从人工奶嘴开始学习吸吮的——奶瓶嘴、安抚奶嘴，或父母的手指——造成宝宝不再愿意吸乳头或者不能进行有效吸吮。乳房很柔软，而所有其他的人工奶嘴都较硬，这使得宝宝在吸吮乳头和人工奶嘴时舌头放置的位置不同。有些宝宝可以习惯这种转换，有些宝宝则不能。想要避免这种情况，只有让宝宝从一开始就在胸前吸吮而不是吸吮人工奶嘴。

乳头保护器？

一般来说，母乳喂养中乳头保护器的存在是一种阻碍，可能导致宝宝体重增长过慢以及例行的活动失去意义。可惜的是，如果妈妈们在没有得到适当的指导下使用乳头保护器，不仅不能改善哺乳问题甚至使问题加重。当然在有些情况下是可以使用的——在如下所写的指导下进行——以便使宝宝继续保持在胸上吸奶。大部分妈妈们适用最小直径最短头柄的乳头保护罩，这样宝宝吸奶时可以产生吸吮真空。把薄硅胶制作的乳头保护器翻转并伸展开，中心部分戴在乳头上，保护罩会恢复本身的形状，更好地贴着乳头。吸奶时乳头由于吸吮真空被吸到保护器从而尖头部分会伸展开。重要的是：只有当宝宝把保护器下缘也含进嘴里时才能获得足够的母乳。

正常的舌头活动能力？

有时候宝宝吸奶时有吧唧嘴的声音，舌头没有放在下嘴唇上，连接乳房有困难，经常性松开嘴巴，妈妈哺乳时间过长，乳头疼痛或者宝宝体重增长停滞，可能代表着吸吮动作本身出现了问题。例如明显的舌系带偏短，拉住舌边中间形成心形（见55页），在这种情况下需要进行一个很小的几乎无痛的分离手术。

另一种隐形的舌系带偏短的情况是舌尖偏圆。舌头比较难放在下嘴唇上，

开始阶段的特别注意事项

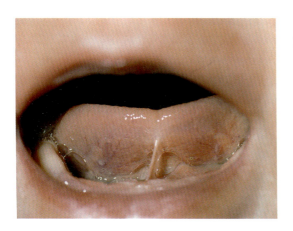

明显的舌系带偏短，可以从心形舌尖上看出来，这会导致吸吮困难。

哭泣时在口腔底或多或少地后缩，在张大嘴时不能轻松抬到一半的高度。这些问题不一定能保证通过治疗使舌头恢复自由活动的能力，或者说不容易找到这方面很有经验的医生。

开始哺乳时让下嘴唇先接触乳房，可以作为验证的方法。（见38-39页）

早产几周

预产期前两三周出生或出生时体重过轻的宝宝吃奶的能力容易被高估。他们在开始母乳喂养时需要更多的帮助，直到他们达到自己根据需求进食的能力。妈妈需要承担起宝宝还不能做到的任务，通过手工取奶（见50页）或吸奶器的帮助（见89页），建立起母乳分泌，并把取出的母乳在乳房上喂给宝宝（见57，106页）。几周之后宝宝就可以自己接手所有的一切。

凹陷或扁平乳头

有时妈妈没必要因为乳头的问题感到泄气。其实宝宝是在乳房上吸奶，并不只是靠乳头，因此乳头形状特别的女性大部分都可以正常哺乳。一般来说，突出的乳头与上颚摩擦时产生吸吮反射。但是在最初几天乳房柔软的情况下，宝宝也可以不需要通过上颚摩擦就学习到如何吸吮。只有当宝宝最初几天没有接触乳房，然后突然要接受一个坚硬、饱满的乳房和扁平的乳头时，才会产生问题。

扁平乳头在放松状态时只突出乳房表面一点点或者几乎不突出。遇冷时、受到摩擦时、挤压乳晕后方组织时，或者宝宝吸奶时，乳头还是可以突出来。

有些凹陷或隐藏乳头，在放松状态时是突出的。当挤压乳晕后方组织，输乳通路拉住乳头向内凹陷，可以通过大拇指和食指自己测试出来。

如何预先采取措施？

- 对于凹陷和扁平乳头，除了建议开始几天多花时间做母婴肌肤接触以及让宝宝自己吸吮外，你应该在宝宝每次显示饥饿迹象时都进行哺乳，而且只让宝宝在乳房上吸奶，宝宝很快就可以学会不需把乳头深含嘴里就可以喝奶的方法。不推荐让宝宝习惯于手指、奶瓶嘴、安慰奶嘴等工具，因为在妈妈乳房上找不到同样的突起部分。
- 在怀孕后期或开始哺乳前刺激乳头，或者在产后最初几天把乳头放在中间位置，捏出皮肤的皱褶，对有些女性有帮助。
- 使用侧面哺乳姿势（见37页），让宝宝下嘴唇先接触乳房（见38页），也很有效。
- 有些女性会在孕期七个月开始或者哺乳间歇，在文胸内戴几小时乳头成型器。大部分妈妈不借助工具也可以。
- 另一种帮助乳头成型的方法是，哺乳前先稍微泵奶。
- 最后的方法是哺乳时利用乳头保护器。（见54页）

必要加餐时

一般情况下宝宝除了妈妈的乳汁不需要其他食物。人工婴儿食品、茶或水都只会破坏宝宝对于奶量需求的适应。自然设定下，宝宝在出生后首先体重会减轻一些然后再增加。从第一天起你就已经可以知道，宝宝在乳房上的吸吮动作到底多有效（见46-47页）。遇到问题时你需要尽快找到一个详细、积极的指导，如何摆放宝宝、如何用手工或吸奶器取奶排空乳房。当宝宝学会了有效的吸奶方式后，使用吸奶器（见89页）会有大量的乳汁流出。尽量向医护人员或者助产士要一个吸奶器来用。

紧急情况才加餐

最迟宝宝出生后第五天，如果便便还是黑色，体重大幅减轻或是增长不够（见46-47页），就需要额外的帮助了。这属于罕见情况，即宝宝在很长时间里都没有摄取足够的母乳。期间宝宝或许是常常哭泣，或许是睡眠过多。而睡眠过多也常常是宝宝对于饥饿的一种身体反应。

开始阶段的特别注意事项

在哺乳过程中加餐

如果医疗原因必须要加喂的话，母乳是首选；假如无法实现，就加喂母乳替代品。适用的种类只有专门为新生儿设计带"PRE（初段）"标识的配方奶。在哺乳时把配方奶在胸上加入，母乳喂养可以得到支持但不会受到妨碍。少量奶可以用小注射针筒滴进宝宝嘴角，针筒上可以加可弯曲的头（见50页图）或内置导管的管子，或者可以使用胸喂套装（见106页）。如果在哺乳时加餐，宝宝可以更好地学习如何在乳房上吸吮。通过外加的母乳或配方奶，宝宝在吸奶时一般会更安静、深入、持久。此外，宝宝吸吮的同时激活了泌乳反射，直接从乳房获得母乳，在加餐过程中也同时刺激母乳的生成。

其他可能性

如果不能实现在哺乳过程中加喂，也可以把母乳或配方奶用一个软的塑料勺子或者小杯子加喂。用一个大包巾把宝宝包紧，使宝宝的胳膊不能自由活动，之后把他竖直抱起，小杯子贴在他的下嘴唇。杯子碰到宝宝嘴角后稍微倾斜，直到宝宝舌头可以舔到杯中液体。

宝宝肤色发黄，精神疲惫

少数新生儿在出生后第一周皮肤呈现黄色。这一现象属于宝宝从母体到出生后自立生存正常的转换过程。其中产生的代谢产物胆红素，是一种黄褐色的胆囊色素，主要通过肠道排出。整个排出过程需要通过摄入母乳实现，而同时母乳本身又会造成胆红素升高。必要的时候，宝宝会被留在医院中观察和检查。如血液中胆红素浓度达到一定程度，宝宝需要每天接受几小时蓝光照射治疗（也称光照疗法）。此时很重要的

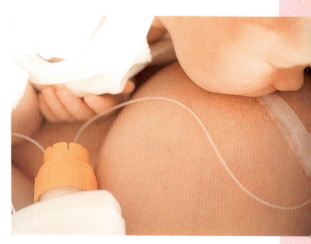

在乳房上吸奶时可以用胸喂套装，通过细管加喂额外的母乳或配方奶。

一点是，妈妈不要惊慌：
- 最重要的预防胆红素水平过高的措施，就是从出生起尽量频繁尝试哺乳。
- 即使需要进行光照疗法，继续频繁哺乳也同样重要。每次哺乳后立刻把宝宝放回蓝光灯下。
- 宝宝由于过多胆红素显现疲惫，日间每两小时叫醒一次哺乳，或让宝宝在半睡中吸奶，如果不能成功，就有必要泵奶（见89页），然后把乳汁喂给宝宝。
- 喂茶并没有帮助，因为只有母乳才能促进宝宝排出胆红素。

出生一周后出现的新生儿黄疸，被称为后发型黄疸。对于母乳喂养的宝宝来说，这属于无害并且可以渐渐自行消退，不需要担心，继续母乳喂养就好。

月子期断奶

即使你在分娩后或者月子期需要必须断奶，身体在分娩后一段时间内依然被设定成分泌母乳的状态。当然没有了宝宝规律的吸吮，母乳分泌会自动逐渐停止。使用断乳药物加速这一过程可能会造成身体及心理上的严重副作用。不借助药物缓慢渐进地断奶完全可以实现。重要的是，要防止乳腺堵塞。没有排空的母乳会给身体信号，从而减少母乳分泌量：

- 原则上只有在乳房胀满感觉不舒服时，用手或吸奶器排出一些母乳。但是排出量以不适感或疼痛消失为度。
- 方便、大小适合的文胸支撑胸部，不可过紧。
- 用酸奶酪或冰袋降温可以感觉舒服。
- 鼠尾草或薄荷茶可以减少泌乳量。

特殊条件

怀孕和分娩对有些父母来说可能完全出乎意料，需要面对比较困难的情况，有时，让父母感觉达到了极限。设立现实可行的目标，不要跟其他人比较，在自己条件允许范围内进行。还有，每天做出适合自己的新决定。困难是巨大的挑战，需要坚强的信念。

母乳喂养时与宝宝的亲密接触有助于坚定信心。可能你会用尽全力实现母乳喂养，但是也有可能你感觉哺乳是额外的负担。无论如何，确保与宝宝的关系和对宝宝的喜爱是最重要的。

特殊情况下的母乳喂养

尽管需要付出很大努力，在一些特殊挑战下还是可以实现母乳喂养。

- 需要实际和情感上的支援。（见22-23页）
- 针对几乎所有的特殊情况都可以找到相应领域富有经验的专业人员、自助小组或是专业书籍。

双胞胎（及多胞胎）可以从出生起开始母乳喂养，母乳分泌量会适应哺乳需求。当然，妈妈需要很多实际的帮助来减轻负担，在最初几个月里，妈妈的首要任务是建立起与宝宝的关系和泌乳反射。

早产宝宝和腭裂宝宝，需要用吸奶器帮助建立起泌乳反射（见89页）。宝宝需要借助工具获得母乳，在乳房上吸吮时也需要特别的帮助。

领养宝宝的妈妈同样有可能实现母乳喂养，由哺乳建立起的亲密感对于母婴双方都很重要。根据宝宝来到家里时的不同月龄，学习吸吮乳房将是一件重要的任务。规律的吸吮可以使领养妈妈产生泌乳反射，虽然比较缓慢，产生的母乳量也不同。原则上需要利用胸喂套装加喂奶粉（见106页）。

其他特殊情况，比如母乳太少（见103页），宝宝有较严重的疾病、残疾留在医院，宝宝或妈妈经过手术，特别是胸部手术等（见109-110页）。

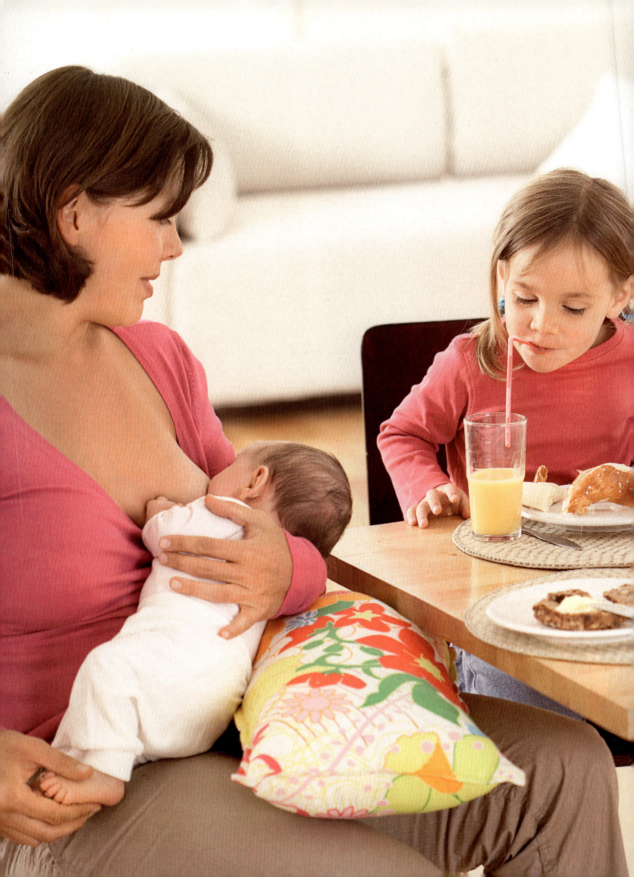

与宝宝的日常

你们逐渐一起成长为新的家庭，需要时间来适应母乳喂养的日常生活。在这一阶段，实际的指导可以减轻一定的负担。

开始的数周和数月 …………………………………………… 62
面对困难 ……………………………………………………… 96

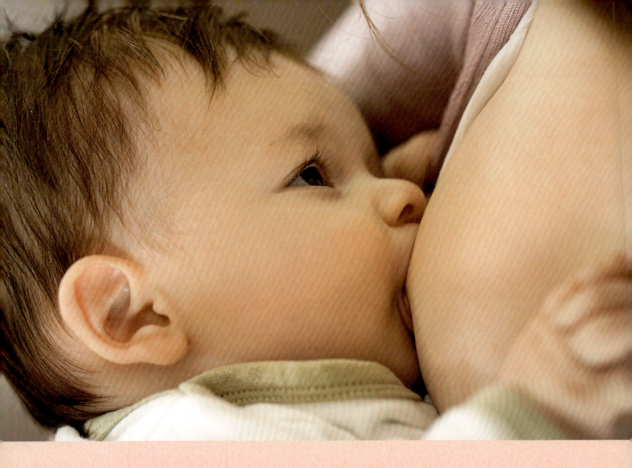

开始的数周和数月

月子期间和之后的时间会给生活带来巨大的改变，这种改变一直持续到母乳喂养变得自然，乳汁分泌变得稳定。现在最大的任务就是，为了成为新的家庭共同努力。家庭成员之间开始建立新的关系，因此新生宝宝的阶段很多人会感觉是一个紧张但又特别的时期。

现实的期望

一般想象中的洋溢幸福的夫妻和轻松哺乳的完美宝宝，在最初阶段其实与事实相去甚远。年轻的父母发现，两餐之间宝宝不一定每次都可以长时间安静地睡觉。是啊，有时候根本就没有间歇时间。

你的需求常常退居第二位，因为宝

宝的需求总是那么迫切。你慢慢就会发现，让一个小宝宝融入之前的"正常生活"，实在不是件容易的事情。不分昼夜，一周七天，随时需要为宝宝待命。很可能你感觉疲惫、消沉，可能你还在因为生产而恢复身体或是在尝试哺乳时遇到困难。在宝宝出生后最初几周"只"照顾好宝宝也是备感受挫。实际上，照顾宝宝的确是个全职的工作。

学习新技能

你现在正在开始一项全新的工作，在我们的社会里几乎没有女性之前会有所准备。不过随着时间的推移和经验的增长，把照顾宝宝和其他工作协调起来，可以越来越容易。在那之前，你需要伴侣、家人和朋友们切实的理解和帮助。

如果你能够成功做到丢掉对于宝宝、自己还有伴侣的过高期望，就可以避免很多不必要的烦恼。例如宝宝很频繁地要求吸奶，而不是遵守四小时节奏或是夜里睡整夜，是十分正常的。你因为时间不够而恼火、疲劳、哭出来，都是正常反应。

拜访，活动，帮助

有时候限制其他人的期待、推辞拜访和其他活动、请求帮助或接受帮助并不容易。但如果可以限制或推辞过多或紧张或没人帮忙接待的拜访，的确可以轻松很多。如果实在有人要来拜访，你尽可以请求客人带吃的过来或者帮助做些洗衣服、照看孩子或者做饭之类的家务。许多客人都是很乐意帮忙的。

家中的哺乳实践

一天又一天，母乳喂养进行得越来越快速、轻松、有把握。如果还有什么重要的事，那就是小心谨慎地进行（见34页）。很快你就不需要花费全部精力，宝宝只要在胸部附近，就会自己找到乳房，你可以在任何情况下轻松地哺乳。当宝宝体型变大时，哺乳姿势也需稍加改变。逐渐地，宝宝的吸吮变得更有效，他可以在短时间内获得更多的母乳。有些宝宝哺乳的间歇会因此变得更长。

许多妈妈自己可以找出给宝宝哺乳的最好方法。她们不断观察和尝试，感觉某种方式更容易就重复试一次。但是由于大多数女性没有这么多精力和机会去观察哺乳的妈妈，所以需要各种建议补充。加入哺乳小组、跟朋友或是正在母乳喂养的家庭见面都十分有帮助，你会在不知不觉中了解到其他妈妈是怎样进行母乳喂养的。

宝宝每一次成功的进餐都可以增强你母乳喂养的自信。选出适合自己和宝宝的方式，以双方都感觉舒适为导向。与此同时，每一阶段中宝宝与爸爸妈妈的关系都要放在第一位。

舒适的母乳喂养

经常要哺乳的你有时会想："我其实这会儿必须或者想要干点儿别的什么……"那么为什么不把哺乳的时间当作休息的好机会，听听喜欢的音乐或者读有趣的书呢？有些妈妈喜欢在哺乳时坐在单人沙发里或者摇椅上，手边放些吃的和喝的，家里的大孩子也喜欢在旁边一起亲呢。长抱枕或哺乳枕很舒服，但不一定需要；普通靠垫或被子卷儿同样好用。把一张薄被子折好，装进枕套里，就成了一个好拿又结实的大抱枕。有些女性喜欢把结实的哺乳枕围在腰部放在不下陷的平面上，尤其在一些特别的哺乳情况下。

有些妈妈在哺乳时不注意自己是否坐得舒服："最重要的是我的宝宝要舒服。"她们忘了，随手就可以拿一些东西撑在背后和手臂下，让自己同样感觉舒适。花一些精力把自己的位置布置得舒适很值得，可以把"还算舒服"的程度变得更好。这样你可以在哺乳时感觉得到了休息，同时也把这种放松感传递给宝宝，乳汁也流动得更顺畅。

哺乳节奏——怎样算正常？

在哺乳开始阶段，根据宝宝的每次需求立即开始进行强化哺乳，可以带来极大的好处：反映在母乳分泌量上，身体生产出大量母乳，很快就跟得上宝宝的需求。这个母乳分泌量在接下来的几个月里将不需要再增加或者只需少量增加。虽然初期感觉费力，但会在之后的时间轻松不少。（见16-17页）

每对妈妈和宝宝的哺乳节奏不尽相同。大多数女性24小时内哺乳八到十二次，有些人更多，少数人更少。从这个一般的哺乳频率可以看出，根本不需要设定宝宝两餐间的最少间歇时间。

妈妈们常常会面对自觉或不自觉的期望，希望哺乳间隔较长却不能达到。极少数的母婴组合能够做到哺乳次数较少，宝宝依然可以正常发育成长。这种是个别情况，不能推广看待。

有些宝宝全天都是每三小时一次认真专注地吸吮。他们大概在一侧吸吮15到20分钟（有间歇），然后在另一侧继续吸10到15分钟。有时候宝宝吸完一边就饱了。

享受少量多餐

有些宝宝喜欢在几小时里持续半小时或一小时地短暂吸奶。这种四到六次的"小餐"好似一次大餐中的不同道菜。期间宝宝显得闹腾、抱怨或是睡眠很浅，只有喂了很多次之后他才能踏实入睡，整个过程持续几小时。很多妈妈得出自己奶量太少的结论。但其实并不是这样。事实上，这也是小宝宝的一种正常行为，他并不需要总是一次喝掉大量母乳。

越空，越丰盛

母乳中的脂肪含量会随着乳房的排空而逐渐增加。因此比较推荐的做法是，先让宝宝保持在一侧乳房吸奶，直到他自己停下来。如果宝宝还要继续吸奶的话，就把他放到另一侧，让他获得足够的母乳，两侧的母乳分泌也可以得到同样的刺激。

影响哺乳节奏？

最简单的方式是，不按照钟点来安排哺乳，而是跟随宝宝的节奏。随着时间推移，新生宝宝表现出的饥饿信号慢慢消失。之前"手放在嘴里"是表示肚子饿，现在可能宝宝只是单纯想试一试，自己能不能把手放到嘴里而已。

这样一来，宝宝开始用个人独有的方式向妈妈表示什么时候需要吸奶。因此妈妈不要过多分散精力。例如一直看手机，另外基于安全原因也不宜把手机放在宝宝周围。或许熟悉宝宝如何表示饥饿你还需要一些时间，但只有在特别情况下才有必要干预哺乳节奏，比如你发现自己乳汁胀满，却

> **小通告**
> ### 为以后打算
> 如果你在最初几周内训练宝宝适应较长的哺乳间歇，结果可能适得其反：奶量会变少。相反，当宝宝需要时就立刻哺乳，奶量会增多，宝宝更有体力，吸吮更有效。这种方式可以为以后哺乳时间更短、次数更少做准备。

还不能分辨宝宝是否有饥饿感。这时可以把宝宝放在胸前试验，或者让宝宝更频繁地吸奶，必要的时候要把宝宝叫醒。（见67，103页）

突然频繁的肚子饿？

妈妈们总是反复发现，宝宝在某一时期突然喜欢频繁地吸奶。典型的时间点大概在宝宝两周到六周，以及三个月大的时候，基本上正是你刚刚感觉到"现在终于找到喂养节奏了"的时候。你可能在这些时期里会感觉奶量变少，考虑是否要加喂奶粉。事实上你的母乳分泌量与之前是一样的，只是宝宝想要喝的更多了。如果你在两三天内增加哺乳次数（也包括夜间），那么一定可以按照之前的节奏继续哺乳。

轻嘬促进母乳流动

大多数宝宝喜欢时不时把乳头含在嘴里，并不认真吸奶而只是轻轻地嘬，促进下一次的泌乳反射，使母乳活跃地流到乳头里。此时宝宝开始深入地用力吸奶、咽下。几分钟之后，泌乳反射停止，宝宝稍作休息，继续轻嘬乳头，直到再次认真吸奶。相对地，如果宝宝在长达20分钟的时间里一直处在轻轻嘬的状态，则说明吸吮不够有效。很多妈妈很享受宝宝轻柔地吸吮，只有在乳头受伤或是你感觉不舒服时需要限制。

一直在胸前

如果你感觉宝宝想过多地或者无间歇地吸在乳房上，那么就有必要查明，宝宝是否成功达到相对月龄的发育标准或是需要更多的母乳（见67，103页）。如果宝宝发育正常，表示他的确需要哺乳这么多次。这样看起来很有压力，但是习惯在长时间哺乳或是日间宝宝睡觉时，自己也可以趁机休息的妈妈则可以适应。比如你可以日间时不时在合适的地方躺下以侧卧的姿势哺乳。这种姿势还有一个好处就是：宝宝一旦睡着，就可以继续让他躺在那里。

宝宝吃饱的迹象

所有的妈妈都会问自己：宝宝吃到的母乳够不够？对于全母乳的宝宝来说，注意下面的迹象就可以知道。

观察哺乳：
- 24小时内宝宝吸奶八到十二次。
- 宝宝嘴里含住较多乳晕，吸吮有力。

（见15-16，40-41页）

- 宝宝的吸吮节奏从开始比较快速转换成比较缓慢。
- 宝宝持续吸奶，偶尔有间歇，间歇时可以听到他咽下母乳的声音或者观察他的脖子能看到下咽动作。宝宝吸到自然停止。
- 哺乳开始时宝宝的手握成拳头，快结束时手呈放松状态，嘴巴湿润。

观察自己：

- 宝宝在胸上吸奶时你没有不适感，感觉到较强的吸吮，但是不会疼痛。
- 哺乳后乳房触感同哺乳前相比更加柔软。
- 哺乳时感觉口渴，使你放松，有睡意。

观察宝宝：

- 在出生后四到六周内，每24小时有四到五次大便。之后继续保持这个频率或者两次大便之间的间隔很长，最多可到14天。
- 24小时内布料尿布尿湿六到八次，纸尿裤五到六次尿满。尿液为无色。
- 体重正常增长。

每周体重增长标准如下：

- 0至2个月：170～330克
- 2至4个月：110～220克
- 4至6个月：70～140克
- 6至12个月：40～110克

观察什么

一般情况下，哺乳之后的宝宝会表现出吃饱和满足的样子，但也并不是每次都这样。因此宝宝表现烦躁并不一定是肚子饿，有时即使吃到了足够的母乳，宝宝还是会哭闹。

经过几周的哺乳后，你的乳房已经不再像月子时期那样大，每次哺乳后比哺乳前明显变软。全母乳喂养的宝宝，排泄状况可以准确地反映出他喝到的母乳量。母乳宝宝的便便应该为土黄色，在此基础上偏黄或偏绿，可能会略稀。

另一个成长良好的标志是，宝宝的各项发育指标在每一时期都达到标准：宝宝与你以及周围环境的互动越来越多，皮肤光滑，眼睛明亮，你总是需要给他换更大尺码的连脚裤，儿科医生的检查也确认宝宝在按月龄正常发育。

以上提到的几点如果可以符合大部分，就一切没问题，尽可以享受与宝宝

小通告

排泄反馈

如果宝宝在最初几周内每天大便至少两到三次，说明宝宝摄入的母乳量足够。反之，说明需要增加母乳量。

的生活。如果不是这样，不要着急，去找专业人员咨询。（见22–23页）

体重增长

偶尔给宝宝称重可以确认你的观察。本书中给出的增长范围大致描述了一般婴儿的发育情况。"一般婴儿"指在出生后6个月内完全或几乎完全由母乳喂养并且健康的宝宝。计算体重增长从月子期宝宝体重最低点算起，而不是出生体重。女宝宝要比男宝宝轻一些。

宝宝的体重在出生后第一个月里增长迅速，大大快于将近一岁时的增长速度。生病时属于特别情况，体重增长会相对慢些。

一般来说，在出生后前两个月的时间段里，每周体重增长幅度在170到330克之间。有些宝宝长得稍慢但同样属于正常发育。有些前几周增长得非常快，之后增长放慢。每个宝宝都有自己特有的增长模式，并不需要完全符合平均增长水平。如果宝宝相对苗条，但是增长量正常，那样非常棒。有些宝宝主要在胳膊和腿上有很多小肥肉。更多的关于宝宝体重的问题见103页。

维生素，茶，水？

母乳所含成分至少在前六个月可以完全满足宝宝的需要。但是在实际经验中，最好增加维生素K和维生素D的摄入。

维生素K会在出生后例行喂食，以降低比较少见的脑出血风险。维生素D的作用是预防佝偻病（一种骨骼发育不良的病变），推荐婴儿长期每日服用。

维生素D缺乏的风险较高人群，包括深色皮肤儿童，生活在气候寒冷地区儿童，较少阳光照射或母亲患有维生素D缺乏症的婴儿，这种情况需要在儿科医生做体检时提到。

全母乳喂养的宝宝不需要加喂茶或水，因为这会导致胃容量被水分占据，使宝宝吸奶量变少，最终会导致母乳分泌量降低。即使是沙漠地区的宝宝，全母乳喂养的情况下也不会显示出缺水的征兆。当天气炎热时，宝宝会增加吸奶次数，每次时间变短。

小通告
母乳与婴儿肥

全母乳喂养的宝宝可以（但不是必须）是胖胖的，不算超重。等到宝宝开始爬，他的体型就会改变。奶粉喂养则可能导致超重问题。

关于安抚奶嘴的信息

父母们和专家们关于使用安抚奶嘴问题的讨论十分情绪化且意见对立。本书仅从哺乳的角度提供一些基本信息，以供家长们参考。

安抚奶嘴常常被喂给宝宝，以便使两次哺乳的间歇延长。有些宝宝依然可以喝到足够的乳量，有些宝宝则会不自觉地进入禁食状态。安抚奶嘴介入了母乳喂养中的供需系统，满足了宝宝一部分吸吮需求，导致对妈妈乳房的吸吮减少，从而造成母乳分泌量的减少。这一影响在最初六周内的泌乳机制建立时期，尤其显得负面。

宝宝吸吮安抚奶嘴和吸吮乳头的动作是不同的。有些宝宝对乳头的吸吮会因此被影响，造成妈妈乳头受伤甚至宝宝拒绝吸吮乳头，而有些宝宝可以做到自如转换。

安抚奶嘴对身体来说属于外来物体，影响嘴唇的自然闭合。使用安抚奶嘴的宝宝相对不使用的宝宝，常常更早停止母乳喂养。

有研究显示，使用奶嘴的儿童更容易发生口腔真菌感染、中耳炎、上颚变形及牙齿异位，需要后期进行语音矫正治疗。而在乳房上吸吮可以通过口腔肌肉的用力促进牙齿和口腔正常位置发育。

许多公司会宣传安抚奶嘴有保护作用。对于母乳喂养的宝宝来说，并没有任何凭证而只有已被证实的缺陷。

长期来讲，戒断奶嘴往往比较困难。

你的决定

由于安抚奶嘴有缺点，有些妈妈坚持只给宝宝在胸上吸吮，虽然可以适应，但有时的确感觉疲劳。

有些妈妈选择给宝宝使用安抚奶嘴。具体的选择应该根据每个家庭不同的情况，对宝宝发育的估计，以及与宝宝的关系等。重点是，无论是否选择使用安抚奶嘴，都不要带着疑虑。

如果你决定使用安抚奶嘴，比较合适的做法是，至少等到六周之后，当大致的泌乳机制已经建立起来之后再开始。之后使用的原则为总体上尽量少用，最好不是用来"预防"宝宝哭闹，而是只有在必要时，即宝宝很明显地表现出吸吮需求时才谨慎地使用。如果发现宝宝有体重增长不够的情况，要减少奶嘴使用。

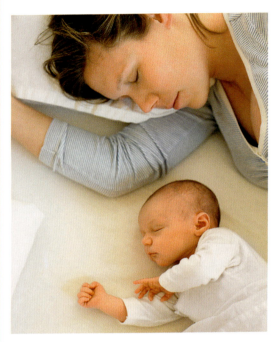

如同几千年前一样，今天的宝宝也是在妈妈身边睡觉时感觉最安心和安全。

宝宝的睡眠

婴儿的睡眠与成人不同。深睡和浅睡在很短时间内不断交替，经常会醒来。新生宝宝的胃非常小，但是在最初四到五个月里他的体重会翻倍。少量多餐与短暂频繁的睡眠是婴儿的天性。这种习惯促进妈妈的乳汁分泌、宝宝的大脑发育以及稳定的呼吸。到半岁时，三分之二的宝宝在夜里依然需要一次或多次哺乳。

胜任夜间哺乳

对于许多妈妈来说，夜间多次哺乳并没有太大的问题，也不觉得特别费力。她们常常在早上起床后已经忘记夜里喂过宝宝几次。在宝宝醒来之前，她们先自己醒来，不把宝宝抱起来，只是把他放在胸上吸奶。这样避免了夜间乳房过胀，同时，促进分泌乳汁的荷尔蒙泌乳素有安神作用，可以帮助妈妈很快再次入睡。

相反，其他妈妈对于每隔一小段时间睡眠就被打断一次会感觉非常疲惫。这种情况可以通过一些策略来改善，原则上是尽量避免夜间不必要的活动。经过一段时间，你会感觉喂奶时不需要完全清醒，学会如何适应分割成小段的睡眠时间。

以下建议帮助你在完成夜间哺乳的同时也得到充足的休息和睡眠：

- 宝宝在你身边的时候，哺乳比较轻松，尤其是用躺着的姿势。
- 你和宝宝的背后都垫上一个毯子卷儿可以更舒服。
- 昏暗的灯光有助于再次入睡。
- 夜间哺乳后一般不需要拍嗝。
- 必要的情况下才需要换尿布，尿布要放在床边，不需起床就可以拿到的地方。

- 宝宝日间睡觉的时候，你也应该躺下休息。
- 如果有人愿意帮忙做家务一定要接受，可以减轻你很多负担。

宝宝夜晚睡在身旁

不止是在哺乳时，睡眠时的亲密感对宝宝来说也非常重要：你可以随时照顾到宝宝的需求，用抚摸和体温来安抚他。通过这些可以减少宝宝的压力，把宝宝照顾得舒服，双方都能够睡得更好。

宝宝适合以何种方式睡在身旁，需要根据家庭情况自己决定。可以直接睡在妈妈的大床上，也可以睡在同一房间的单独床垫上。特别大的家庭床、单独的小床，或者大号的家庭床加上一边没有护栏的儿童床，都是可行的办法。或许你会考虑让宝宝睡在你们的大床上，但是又担心宝宝从此不愿意单独睡觉。这种担心大可不必，每个孩子在不同年龄都有相应的需求要满足。在某一时刻，他会长大到自愿离开父母的大床，开始新的阶段。如果这个时间比你预期的要长，那么可以尝试从某一个年龄开始逐渐引导宝宝。

合适的睡眠环境

以下这些实用说明告诉你对于宝宝睡眠很重要的事：

- 宝宝以仰卧姿势睡在结实的床上。不适用的床包括水床、沙发、折叠床等。
- 床垫、床架和墙壁三者之间不应有空隙。
- 宝宝不要穿得太暖，使用薄厚合适的被子或婴儿睡袋。
- 婴儿床上不要有枕头、靠垫、毛绒玩具或宠物。
- 爸爸和妈妈两人中明确一方在夜里负责照顾宝宝。
- 如果父母一方有特别严重的体重超标、吸烟、醉酒或服用可使人困倦的药物，则有必要让宝宝离开父母的大床，而在同一房间的单独小床上睡觉。

在宝宝出生后的第一年，无论如何都建议父母与宝宝同睡在一个房间里。

宝宝的睡眠节奏

根据宝宝的发育成熟过程以及夜里房间的安静程度，宝宝的最长睡眠时间逐渐延长至五到六小时，一般也被称作睡长觉。三分之二的宝宝大概在三个月的时候开始睡长觉。为了帮助宝宝长时间睡眠，要注意保持房间安静，灯光不要太明亮。宝宝偶尔可能会睡得时间更长，但是想要把这个更长的睡眠时间确定下来是不现实的。事实上更长的睡眠时间在这一时期也并不可取，因为这可能造成宝宝体重增长不够，或是发生呼吸机能障碍的风险提高。

如果你的宝宝已经可以睡长觉，你感觉很不错，但是当宝宝长牙时这种节奏可能会改变，请不要惊讶。

控制睡眠？

最简单的方法是等宝宝自己建立起睡眠节奏，虽然这样对你来说或许比较劳累。你需要节省使用体力，白天时利用一切机会休息，减少各种活动，接受帮助。户外活动或是晚上泡个热水澡，可以让宝宝和你都睡得更好。

有些父母花费很多时间和精力用于哄宝宝睡觉。尤其是年轻的父母，很喜欢互相比较宝宝的睡眠情况——其实并不是所有人讲出来的都是事实。

有一个训练睡眠的项目也许值得推荐：很多人会忽略一点，宝宝在夜间也需要进食（见70页），最好不要指望小婴儿或是小孩子独自睡觉。每个人的经验都很不同：有些宝宝去睡觉，因为他放弃了表现需求。另一些经历情绪上的巨大压力和不安全感，不愿意睡觉。比较有必要去确认的一点是，宝宝的需求与你的直觉是否一致。

父母的角色与作用

与睡觉问题联系在一起的常常是宝宝的教育问题："即使在夜里，只要宝宝想要喝奶就来喂他，这样会不会宠坏他？不需要给他设立一个规矩吗？"

对宝宝的教育要从父母与宝宝之间建立起亲密关系开始。你要从第一时间开始建立这种联系，可以说是最主要的任务。亲密关系产生的安全感可以帮助你实现宝宝自主需求的满足（见10页）。而宠坏宝宝的做法是，一直不停地代劳他已经可以自己做到的事情。对每个年龄段的儿童来说情况不同，例如婴儿时期剥夺宝宝自己提议吸奶的机会。相反，应该回应宝宝的哭泣和饥饿信号，让宝宝知道，他发出的信号是有用的。

应允宝宝夜间的哺乳和亲密感需求，不是溺爱，而是增强与宝宝的关系以及建立宝宝的自信。

关系和界限

界限——空间上或是引申义——照顾宝宝的安全。不同年龄的界限也不同。第一个要给宝宝设定的界限就是，注意不要让宝宝从尿布台上掉下来，还有——不可以在夜间玩儿。界限可以随着日间到夜间的变换重新界定，可以根据宝宝年龄的改变而不同，并且始终与你的要求相关。现在迎合宝宝的需求，并不意味着宝宝长大一点儿之后就会自己决定所有事情。

学习理解宝宝

宝宝的许多表达不需要仔细想就可以明白，但是有些就不行。虽然宝宝还没有能力用语言直接交流，但是他还是有许多不同的表达方法。刚出生的宝宝在寻找妈妈的乳房时，很明显是"妈妈，我在找你"，之后的吸吮行为则明确地表示出"我需要你"，在胸上哭闹是说"我吸奶吸不好"，每次开始哺乳时宝宝紧握的拳头表示"我好饿啊"，后段放松的手指则是"我已经饱了"。如果宝宝在一天中哭太多次，而排泄正常的话，就表示"我吃饱了，哭是因为别的事情"。相反，如果排泄较少，表

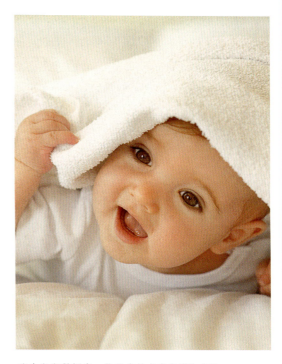

这个宝宝很好奇，他正在寻求亲密感和交流。

示"我是饿哭了"。如果宝宝排泄非常少，却很少哭，而且睡得很多，这时就是一种警报——"我摄入的食物不够量"。父母感觉照顾起来很轻松的宝宝，他们发出的讯息其实常常被忽略。相反另一些宝宝总是大声表达他们的需求，父母可以清楚地知道，他们有事会及时报告。

语言发展

从出生第一天起，你就应该把无声的动作补充出相应的语言，对宝宝做的任何事，都无须考虑地用语言描述出来。宝宝需要的是一般的语言和简单的句子。开始宝宝听的只是句子和声调，之后开始逐渐理解，再过一段时间就会自己努力说出第一个词。宝宝学习母语需要通过面对面直接交流的方式（电视或电话都做不到这一点）。掌握一些要点可以帮助宝宝理解你所说的话：直接对着宝宝说话，注视他的脸，宝宝可以听得更认真。如果宝宝正在童车里或是背在身上，让宝宝面向你，这样可以有目光接触。不使用奶嘴更方便宝宝的咿咿呀呀，练习真正开口说话时要用到的各种语音。

哭是什么意思？

哭闹是婴儿表达和沟通的一种形式，并且耗费很大体力。当宝宝认为有事情不太对劲时，他们会想办法释放压力。他们通过"把爸爸妈妈叫过来"，满足他们的需求或者帮助他们摆脱焦虑。非常重要的一点是，总是能给宝宝以回应。无论是通过满足他的要求，还是帮助他平静下来，或是在他通过哭闹释放压力时在旁边陪伴。减少宝宝身体或是情绪上的压力，宝宝会渐渐开始学习信任你。因此对于初生的宝宝，即使不能每次都成功安抚，也要对他的行为做出反应。

面对哭闹

宝宝哭起来会激发你的情绪。此时重要的是，把关注不仅放在宝宝身上也要放在自己身上。你现在感觉怎么样？身体上可以感觉到什么？怎样才能感觉好一点儿？什么方法可以帮助你放松？有意识地向腹部做深呼吸，放松肩膀和嘴部肌肉，感受脚下的地面，想一下支持你的人。即使宝宝此时还在哭闹，以上方法也可以帮助自己重新感觉强大和自信。

有时当你抱着哭闹的宝宝时，可以让你的伴侣同时把你抱在怀里。他的力量可以传递给你，让你保持冷静。

宝宝需要什么吗？

首先应该确认一下宝宝的基本需求。通过观察和询问宝宝，你可以从他的反应中得出结论：他是饿了吗？哭闹可能表示肚子饿，但不是每一次都如此。如果尝试着把宝宝放在胸部哺乳不成功，宝宝并不想吸奶，就15分钟后再试一次。他是觉得冷了或是热了吗？需要换尿布吗？是困倦了需要帮助入睡吗？需要亲密感或是想活动空间大一点儿吗？宝宝哪里疼吗？

具体的帮助

如果确认满足了宝宝所有的基本需求之后，宝宝还是哭闹不止，你可以逐一尝试以下提到的各种建议。如果成功了，可以在一定程度上帮助你保持镇定。如果你现在承受太大压力，很多方法都不管用，非常可以理解。母婴肌肤接触是一个安抚宝宝的途径：让宝宝脱掉衣服趴在你的上身，或是与宝宝一起泡澡。轻轻地说话，温柔地抚摸或按摩，唱歌或是和谐悦耳的音乐都是使宝宝平静下来的方法。

几种不同的姿势可以起到安抚宝宝的作用：让宝宝趴在你的前臂上，四肢从两边垂下，可以帮助宝宝排气。或者让宝宝背靠着你的上身坐在你的大腿处，一手扶他的腹部，一手扶他的头。如果宝宝由于哭闹用力向后仰头，需要积极帮助他恢复身体稍微向前弯曲的舒服姿势。让宝宝在背巾里、摇椅上，或是大瑜伽球上轻轻摇动，可以唤起他在母体中生活的记忆。用一块大包巾比较松地包住宝宝，胳膊留在外面，有时有安抚效果。有时候少做好于多做，规律的家庭节奏让所有成员都有章可循。感觉家里太嘈杂的话，可以退到一个安静的房间，或是关上电视减少噪音。

有时日常循环被打破，比如暂时由

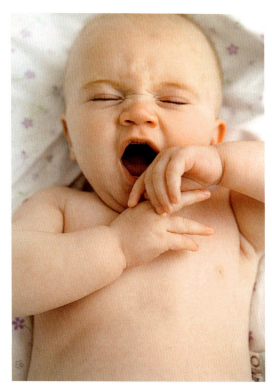

困倦的宝宝需要一些距离，表现出稍微后退的姿态。

不是妈妈的人（爸爸或者其他人）照看，宝宝会感到不安。防止宝宝哭闹，可以在白天安静的时段尽量多抱着他，投入地陪他玩儿。此外，足够的活动空间和室外的新鲜空气也很有益处。

在胸前哭闹

除了可以尝试所有的实际帮助（见52-54、108页），你可以比较放松地对宝宝描述发生的状况，来减少宝宝的激动情绪。例如："你刚刚吸奶呛到了，所以感觉被吓到。"或者："现在打不出嗝来，是很让人着急，但是我们走几步一会儿就可以了。"或者再次尝试让宝宝吸奶，让他更容易很快放松下来。

腹绞痛的缘故？

宝宝长时间的持续哭泣偶尔会和绞痛有关。典型症状：宝宝由于胃部疼痛，哭声音调很高。宝宝的肚皮变硬，膝盖弯曲。症状可能在日间多次出现，尤其傍晚时段最频繁。

减轻宝宝腹绞痛

有时宝宝在咽奶时同时吞下太多空气。这可以通过仔细摆正哺乳姿势，宝宝吸奶时不要中断，并且让他尽量在一边乳房吸足够长的时间来避免。宝宝吸安抚奶嘴也会吸进不少空气。

帮助宝宝认真做蹬自行车动作和腹部按摩都可以促进排气。宝宝要远离吸烟的地方，烟会引起腹绞痛。换成奶粉喂养并没有帮助。

如果试过各种方法，宝宝的腹绞痛还是继续，则有必要检查一下自己的食物。牛奶制品、牛肉、小麦面粉、柠檬类水果、容易引起胀气的蔬菜、蛋、补铁片等都是容易引起宝宝不良反应的食物。如果某一种食物停吃两周，宝宝腹痛状况有所

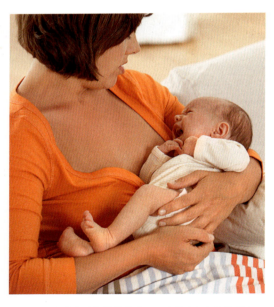

当你自己保持放松时，可以帮助宝宝平静下来。

改善，而重新开始吃，症状又出现的话，建议避免食用。随着宝宝长大，他可以逐渐接受更多种类的食物。

不寻常地哭个不停

满足了宝宝的需求他还是哭闹？这时候，压力会在父母和宝宝中间变得越来越大。如果宝宝总是频繁哭闹，首先有必要确认宝宝是否摄入足够的母乳量，是否符合正常的生长标准。（见67、104页）可以带宝宝让儿科医生做检查，看是否由于疾病的原因造成。有时是肌肉、结缔组织、骨骼等痉挛或发育不对称的关系，可以通过治疗解决。有些宝宝并不是因为有不适或是疾病原因，只是单纯地喜欢更多被关注、需求感更强。偶尔宝宝会想要在父母的手臂里"哭诉"一下，父母会认真倾听着安慰他。

如果宝宝的哭闹实在让人感觉忍受不了，寻求专业的帮助就很有意义。只有你可以评断他们给出的各种不同建议哪些才是对你有用的。（见22-23、125页）

白天时让宝宝在身边

在孕期，妈妈孕育着宝宝，身体一直与宝宝紧密相连，宝宝出生后，依然喜欢被抱在身上，紧紧依偎着妈妈，感受妈妈的身体。双方都感觉适宜的前提下，宝宝可以被尽可能多、尽可能长的时间抱着。这样做，你也可以随时感受到宝宝是否想要活动而不想要身体接触。

通过紧密接触可以使双方互动反应更准确，宝宝感觉更满意。另外身体接触也促进妈妈的泌乳反射和宝宝的吸吮意愿。

把宝宝抱在手臂里当然是可以的，但是使用一些辅助工具背着宝宝，无论在家中还是在路上都更方便，而且双手可以解放出来做别的事情。爸爸们也很喜欢背着宝宝。

不同的背巾绑法适合不同年龄段的宝宝。可以读背巾的说明，或者看别人演示，很快就可以熟练上手。把宝宝摇篮式或是竖直背在胸前时，在背巾中或是背带里也可以进行哺乳。

背宝宝的时间长了，可以做些体操来放松肌肉，宝宝此时可以在地板上活动身体。

不同种类的辅助工具

材质最好的背巾是由天然纤维通过特

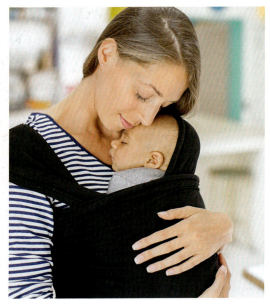

别的网型编织技术制成。能够做到在垂直方向也可以拉伸，绑起来很结实。好用的背巾一般都超过四米长，这样不同类型的绑法都可以做到，身材高大的爸爸也可以轻松地把宝宝背起来。替代的选择是有弹性的平纹针织布料做成的背巾，适合小宝宝使用。

缝制好的婴儿背带可以直接把宝宝放在里面背起来，根据宝宝的年龄大小和大人的身高进行调整。宝宝可以背在胸前也可以背在身后。

带大圆环的背巾可以利用两个圆环简单地固定绑紧，对于需要给宝宝哺乳、快速抱起来，或是把宝宝胯坐抱时很实用。

车载宝宝筐是专门为宝宝在汽车里使用设计的，并不适合在车外用来拎着宝宝。宝宝在里面除了感受震动摇晃之外，既不能看到你也不能感觉到你，而且你的背部也会被坠得非常不舒服。下车时你可以直接把宝宝从车载筐里抱出来抱在手里，或是用辅助工具背在身上。在家中不需要使用宝宝筐或是宝宝椅，放在床上或是铺了垫子的地板上更方便宝宝自由活动，尝试新事物，发展自己的速度。

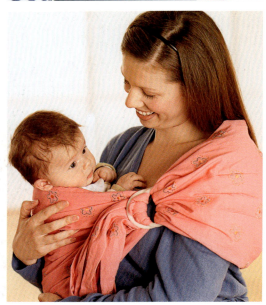

父母们偏爱的辅助工具和绑法各有不同。

背宝宝守则

无论使用何种辅助工具都要遵守相同的守则，才能获得足够的支撑力：

- 宝宝的背部整个被兜住，头部有足够支撑，当宝宝头部可以完全自己撑住时，后面一条背带就不需要了。
- 宝宝紧贴你的身体，背部稍微团起来，身体不要缩在一起。
- 宝宝的腿弯曲叉开，不是伸直的也不是无力地荡在背巾外面。
- 宝宝的脸永远是朝向大人的方向。

带哺乳期宝宝外出

你可以带着宝宝去参加很多不同的活动——家长会、逛街购物、郊游，甚至一些工作方面的会面也可以。你能感觉得出来，参加这些活动对你和宝宝都有益处还是加重负担。带着哺乳期宝宝出门的最大好处就是：不用担心宝宝的喂奶问题——所有条件具备，不需要其他帮助。宝宝肚子饿的时候，就直接可以哺乳。找到一个舒服的位置坐下来，或者在婴儿护理间、哺乳室，只需要带上换尿布的装备、换洗衣物以及背巾或背带就好。几周之后大概你就可以熟悉流程，即使在公共场所，也可以让宝宝在盖着的披肩或是非常宽松的外衣下，低调地哺乳了。哺乳并不意味着要一直待在家里。

妈妈和宝宝分离

宝宝很难做到与妈妈分开，对于好多妈妈来说也是同样的。

有的妈妈偶尔会感觉想要不带着宝宝做些自己的活动。几个小时的分离可以使小宝宝心理上更"坚强"，当然前提是，在此期间你要找到可以信任的人来照顾宝宝。即使宝宝哭了，也要坚定地与宝宝告别，这一点非常重要。挤出母乳放在小勺或是小杯子里喂给宝宝，可以让他感觉更好一些。

很多宝宝在一岁前——甚至是两岁前——会把长时间（例如一个周末）与妈妈分离当成是"彻底的分开"。宝宝们还没有能力理解妈妈是会回来的还是永远离开，导致他对你的信任很容易会产生动摇。解决的方法是，最好还是带上他吧。

有规律的离开和回来，可以让宝宝慢慢地习惯这种新的情况，并且对妈妈不在时照顾他的人建立起信任感。（见93页）

哺乳时的情感

可能你在哺乳时心中想到的全部是宝宝，巨大的幸福感使母乳分泌量令人惊讶地急速增长。但是现实生活里，这样的高涨情绪之外基本都是无聊的日常。可能你疲于应付初生宝宝的各种麻烦，或者你很熟悉类似这种场景：刚刚开始给宝宝喂奶，电话响了，炉子上的午饭要烧焦了，家中三岁的大孩子着急上厕所——大概只剩下疲劳和泄气的感觉。虽然你想要做好母乳喂养，大部分时间里也很喜欢，但是总是偶尔会有承受不住的时候。

几乎所有的妈妈都在哺乳期有过这样的感觉（当然之后还是有）：期望一直靠哺乳获得幸福感根本不现实。如果你偶尔感觉没有兴致哺乳，想要放弃，并不表示你真的不想要母乳喂养了。母乳喂养——包括成为妈妈这件事——可以激发各种各样的情绪，有正面的也有负面的。出现所有这些情绪都很正常。通过恰当的饮食、运动、有机会就多多睡觉休息、实际的帮手、多与能够给你鼓励的人接触等方式，来调节和照顾好自己。如果是持续的严重情绪低落（产后抑郁），由医生帮助治疗是非常有必要的。

照顾好自己

尽管宝宝的需求常常排在第一位，但是妈妈自己的身心健康也同样重要。照顾宝宝不代表忘记自己的需求，你的健康同样影响着宝宝的状况。

首先重要的一点是，在哺乳时让自己感觉方便舒适（见64页），接下来可以问自己：还需要什么可以让我感觉更好？有什么可以和宝宝一起做的事情？这里有一些建议：

- 把宝宝用背巾背在身上或是放在身边垫了垫子的地板上，同时做自己喜欢的事情。
- 给自己一小时的独处时间就可以在一定程度上改变心境。
- 时不时找人帮你按摩后背也不错。
- 大部分妈妈喜欢利用宝宝睡觉的时间赶紧处理一些事情。其实更好的做法是跟宝宝一起休息，让自己重新充满活力。

运动与身体护理

哺乳期做身体运动，涂擦喜欢的身

体乳可以让自己感觉更舒适，不要过度就好。

- 做运动时穿戴合身、支撑力良好的内衣。
- 慢慢发展出很多可以跟宝宝一起做的运动。
- 用习惯的身体护理产品，普通的消毒液，给宝宝换尿布后洗手，就可以满足哺乳期的护理需求。
- 护理身体时注意乳头和乳晕部位要避免碰到香皂、乳霜和香水。（见19页）
- 在宝宝出生后几周内，经常洗手尤为重要，以避免将更多的细菌传播给宝宝。
- 带大一点儿的宝宝去游泳时，泳衣上身的罩杯不可以卡到胸部。
- 当乳头受伤时去游泳，妈妈会有感染的风险。如果是真菌感染还可能引发其他感染。

哺乳与焦虑

兴奋感是我们生活中的重要元素，过多的兴奋感使人产生焦虑，过少的兴奋感使人感觉无聊，但是可以出于兴趣和好奇心积攒新的经验。哺乳和焦虑感可以互相影响。

在哺乳时，负责分泌乳汁的荷尔蒙泌乳素不仅激发身体分泌乳汁，同时也负责使身体放松，减少兴奋感。因此许多女性会说，焦虑时把宝宝放在胸前喂奶可以感觉好很多。另一方面，产生焦虑感的荷尔蒙可以减弱甚至完全阻碍泌乳反射的发生。如果偶尔发生这种状况，哺乳只是暂时受到影响。如果由于持续焦虑和恼怒使泌乳反射长时间受到压制，可以用排空乳房的方法重新激发。

对抗焦虑的策略

稳定的哺乳状态并不容易轻易被打破。以下策略告诉你如何应对焦虑：

- 找个合适的家务帮手不容易，但是真的可以减轻很多负担。

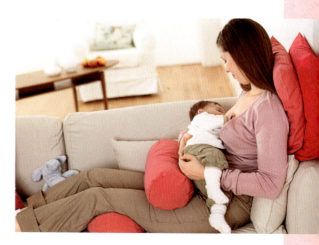

在家中可以借助各种道具，让自己在哺乳时坐得更舒适。

- 降低对自己的期望值、去掉一些不必要的任务，都是减轻压力的好方法——很多时候简胜于繁。
- 在产前准备班学过的生产时放松的练习，现在依然适用。
- 注意抓住一切可以休息的机会。多运动，多与其他人交流，帮助你削减焦虑。

在不常见的压力下，如与伴侣分手、家人过世、严重的健康或经济问题，有些妈妈可以把哺乳当作开解心情的工具。另外一些妈妈在这种极端压力下会感觉哺乳任务十分繁重，就可以停止哺乳或是改成半母乳喂养。一切视整体情况而定。无论哺乳与否，与宝宝的关系最重要。

哺乳期饮食

基本上来说，哺乳期的饮食可以跟平时一样，什么都可以吃。可能你会听到许多饮食方面的建议，但是各种饮食的讲究反而会造成不必要的压力，影响哺乳期的好心情。即使你本身的饮食不那么健康，身体所合成的母乳依然包含所有必需成分，只是这样就涉及自己身体受损的问题。因此为了健康，还是要遵循营养全面的健康食谱。下面有几个容易执行的建议：

- 每天大概吃五餐，其中多次要有含蛋白质的食物。这样做好于每天三次量大的正餐。富含蛋白质的食物有蛋类、肉、鱼、坚果、豆类、谷物类（以全麦为好）、奶及奶类制品。
- 必需的钙，不仅可以从奶中获得，还可以通过芝麻、坚果仁、亚麻籽、黄豆、西兰花、茴香菜、橄榄、无花果、椰枣、各种其他豆类中获得。因此无须摄入比平时习惯更多的乳制品。
- 身体需要的高质量脂肪可以从冷榨油中获得。
- 食谱中要包括尽可以能多的水果和蔬菜。
- 调味料适量的菜肴也是很好吃的。

由于消耗大量热量，母乳喂养会用掉怀孕期间身体开始储存的脂肪。但是哺乳期不是强化减肥的好时机，最好以每月不超过两公斤的速度逐步地减轻体重。

特别注意

大部分女性在哺乳期不需要放弃某种特定食物。只有在妈妈或宝宝对某种食物有过敏反应或是消化不良的情况

下，需要对饮食做出相应调整（见111页）。宝宝长时间持续的腹绞痛可能是对某些食物过敏的表现。（见76-77页）

对于素食妈妈来说，尽管不吃肉类，但是蛋类和奶类可以提供足够的蛋白质。如果你完全不吃任何动物类食物，或是遵照长寿饮食法，则需要在哺乳期寻找专业人员指导，以便身体摄入合成母乳所必需的营养成分。

哺乳期饮水

每次哺乳时都准备一杯水、茶或是果汁在旁边，口渴时就喝一些。"解渴就够了"为口号是有意义的。相反，强迫自己大量饮水并不能增加乳汁分泌量。尿液清澈、大便规律就是饮水量足够的标志。哺乳茶对有些女性有积极效果，特别是云香草、啤酒花、蜂蜜花、接骨木花、茴香、茴芹和兰芹。而鼠尾草和薄荷则有抑制母乳分泌的作用。

小通告
吃得快又营养
节省时间又足够营养的食物包括水果、生的蔬菜、坚果、酸奶、燕麦、麦片、奶酪和全麦面包。

身边重要的人

你和宝宝的身边有很多与你们有着不同关系的人。其中对你们两个人来讲最重要的当然是宝宝的爸爸。但是身边其他关系亲近的人也同样可以和你们的生活——还有母乳喂养——互相产生影响。

作为爸爸的一些想法

很多爸爸们在孕期和生产过程中都积极参与。他们的感受可能大不相同：超级幸福，从一开始就对新的小生命产生巨大的爱，或者他们意识到自己新的身份和责任是个很大的负担。

可能作为爸爸，当你观察妈妈和宝宝之间的紧密联系后，会感觉自己被排挤了；或者情绪复杂，自己也还没搞清楚。心情矛盾很正常，不管怎样，你还是可以跟宝宝建立一种可接受的关系。有帮助的做法是，即使你在此期间有不安全感，还是要在这种全新的、不习惯的状态下，从一开始就拿出更多的时间来陪伴宝宝和你的伴侣。宝宝会帮助你逐渐地成长为一个爸爸：他会看着你，展示给你他被你抱在怀里是多么舒服。

随着时间推移，跟宝宝在一起的生

活变得越来越自然。跟宝宝接近有很多种方法，不是只有哺乳才能做到。爸爸与宝宝两个人单独在一起的时间非常有意义。你可以给他换尿布、洗澡、抱着他玩耍还有亲亲。一起泡澡或是躺在爸爸裸露的上身，宝宝也一定喜欢。

作为爸爸如何支持母乳喂养

妈妈的哺乳工作需要你的认可和支持，要让她感觉到，母乳喂养对你来说也很重要。当她哺乳时，把你的手环在她身上，会让她感觉非常好。按摩时间不用太长也不需要技术多好，在背部轻轻地抚摸，多说鼓励的话，让她有被照顾的感觉，都可以帮助她放松。

看看她是否需要拿个枕头或是一点吃的或是喝的。每隔一段时间把宝宝接手照顾，让你的伴侣至少有半个小时自己的时间。还有在家务上的具体、实际的帮助——所有这些都很重要。在开始的一段时间里，常常是这些小事使有了宝宝后的紧张生活得到放松和缓解。

伴侣关系的改变

男女之间的关系是年轻家庭的基础。宝宝出生后一段时间，只剩下很少的时间和精力顾及两人之间的亲密相处和性生活。两人新近面对的最大任务——为人父母——这是一个共同成长为人生伴侣的机会。与之前的相处一样，需要碰撞与交流，只是现在状况不一样了。

最初开始和宝宝一起生活，很容易产生误解，原因不是两人之间的关系改变，而是全新的生活状态。相对地，要解决夫妻间的根本冲突，只有直接面对，否则会使矛盾加大，并且很快双方就可能把责任推到小孩身上。

正是在宝宝刚出生的这段时间，要注意定期拿出时间跟对方相处，比如宝

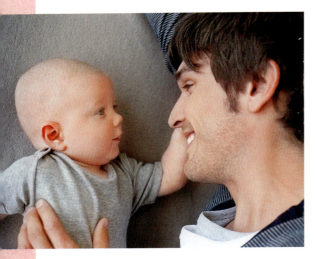

宝宝对爸爸很好奇。

宝睡觉或是一起散步时。双方都需要这个时间，可以谈一谈自己的感受、改变以及由这些引起的担心，等等，可以分享喜悦，也可以交流各自的需求，关键是保持对话。爸爸可能没有概念，到底怎样是对妈妈好，而妈妈认为，"即使我没有说，你也应该知道啊"。只有双方真正交流，才能使一切清楚明了。

母乳喂养和夫妻生活

宝宝的出生使男女双方成为父母，但同时依然是伴侣，性依然是夫妻关系的重要组成部分。但是由于生产经历，或者有了宝宝之后的新的生活状态，性也会成为一个敏感的话题。父母双方在一开始都会因为照顾宝宝精疲力竭。许多女性感觉身体接触上的需求因为照顾宝宝已经感觉足够了，这时需要的是其他形式的温柔和关注。

或早或晚，夫妻双方总是会从某一时刻起又对性产生兴趣。但不要以为一切会和从前一样。改变的地方需要双方很多的交流、坦诚和决心去体验。灵活性现在开始提上日程，例如不能像之前没有小孩时的习惯一样，可能要找其他的时间或其他的地点。另外，如果宝宝在"恰当"的时间醒来，要记得保持幽默感。

纯粹身体上的问题可以通过耐心和幻想来解决（可以改变姿势）。盆底肌训练无论生产之前还是之后都非常有益。由于荷尔蒙改变造成的阴道变干可以用润滑剂解决。有些女性会感觉乳房被碰触很不舒服，也可能乳房会有母乳滴出来，这些都是很正常的产后身体反应。

哺乳期的家庭计划

确定想要一个孩子，以及到下一次有体力和精力开始怀孕的时间，是建立家庭稳定的基础。对下一次怀孕的恐惧心理会造成伴侣间感情的伤害，因此非常重要的一点是，及时找到适合自己的方法进行家庭计划。

哺乳期适宜的避孕方式包括：

- 避孕套和避孕环等非荷尔蒙干预的避孕方法对哺乳没有影响。

- 采用荷尔蒙干预的避孕方法对哺乳的影响，根据妇科医生的说法：

纯孕激素成分的药物（如纯孕激素口服避孕药、三月注射针以及皮下植入）是可以维持使用的——但是最早在生产后六周才可以开始。复合型口服避孕药则不推荐，因为雌激素会减少母乳分泌。使用避孕药不需要停止母乳喂养，但是控制宝宝的体重变得很必要。

- 自然避孕法，如观察黏液和测量体温等方法，对于一些有长期经验的家庭是可行的。这些方法都需要专业帮助和指导。

哺乳作为防止受孕的方法

在找到合适的避孕手段之前，在一定的条件下，哺乳可以作为产后六个月之内的避孕方法。哺乳是使全世界避免受孕次数最多的方法，被称为泌乳素闭经法，简称LAM。但是，只有在身体中的哺乳荷尔蒙持续发挥作用时才可以抑制排卵。许多研究证实，哺乳可以避免98%的受孕情况，前提是需满足以下全部（！）的条件：

- 宝宝月龄为6个月以下，全母乳喂养（不加喂奶粉、水、茶以及固体食物），既不使用奶瓶也不使用安抚奶嘴。
- 日间和夜间都频繁地哺乳。宝宝两餐间最长间隔为四小时。24小时内可以允许有一次六小时的间隔。24小时内哺乳时间共90到120分钟，一般情况会比这个长得多。
- 妈妈在产后56天后不再有出血情况。

产后八周内下体出血被称为恶露而不是月经。在全母乳的情况下，大部分女性既没有排卵也没有月经现象。少数女性会很早出现月经，这时LAM方法就不可用。其他女性则在哺乳期结束时才恢复月经。想要更保险的话，可以配合其他哺乳期适宜的避孕方法，如避孕套、避孕环、避孕药膏等。

独自承担

单身妈妈在如今的社会已不罕见。

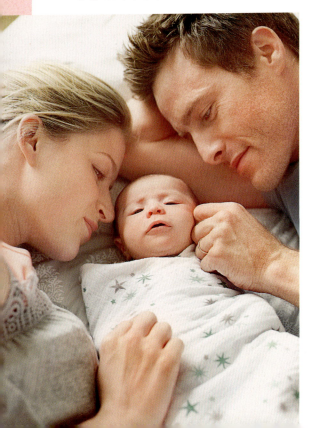

妈妈和爸爸一同享受陪伴宝宝的时光，这也会增进夫妻间的感情。

有些女性有意选择了这种生活道路，有些女性对于独自抚养宝宝的事情并非自愿或者根本没有预期。出于各自的情况，单身妈妈们在变成母亲身份的同时，还面临与伴侣分手、经济上或生活安排上的各种问题。应对日常事务尽管有各种困难，还要始终把亲子关系、对宝宝的喜爱作为生活的重心，这会是巨大的挑战。正是由于单身妈妈大多承受着很多压力，哺乳的作用就变得更重要：哺乳可以成为艰难生活中的光亮和慰藉，妈妈和宝宝在这一刻享受亲密感受喜悦。母乳喂养有助于保持宝宝健康，方便灵活，不需要太多安排，并且经济上可以节省一部分用于其他支出。

相对于夫妻双方，单身妈妈更容易在宝宝出生后出现经济紧张的状况。可能的情况下，尽量花的时间留在家中照顾宝宝——比如家人或者朋友可以暂时支持一下生活开销——这将是妈妈们十分享受和珍视的一段时光。与宝宝相处不但有利于进行母乳喂养，也增强与宝宝的亲密关系。

搞定日常生活

一旦清楚了自己要独自承担养育宝宝的责任，那么就要开始寻找支援了。在一些家庭或朋友圈子里做单身妈妈完全不是问题，所有人都为宝宝的到来感到开心，很自然地提供一切必要的帮助。对于有些单身妈妈来说，直接接触的圈子里缺少对这种情况的理解，那么可以寻找其他途径的支持。在产后恢复课程和婴儿按摩课程或者亲子活动小组里，你可以得到一些联系方式，哺乳小组和亲子咖啡店的活动在孕期就可以开始参加。另外还有专门的单身妈妈产前准备班，无论是朋友还是亲人去陪伴，在那里都是很受欢迎的。这些妈妈们常常会组织起一些非正式的互助小组。单身妈妈当然也可以参加夫妻共同参与的产前班——看讲课老师（助产士）的细心程度——同样可以感觉融入其中。

在孕期就开始做好宝宝出生后所需的一切实际准备工作（例如简化家务程序，备齐婴儿用品等），可以减轻生产后的日常负担（见21-22页）。助产士的全程指导对单身妈妈来说具有特别重要的意义。

兄弟姐妹

对于家中年长的孩子，尤其是最小的一个来说，新宝宝的出生同样是一个大的转变。

他们大多自己还是婴儿或是低龄儿童，"大"孩子或者"大"孩子们总会不停地向你表示，他们什么时候需要你。这时你如果暂时照顾他们一下，一段时间之后他们会更自立，或找别人帮忙。不要过分要求他们做好"大孩子"的新角色。"大孩子"们会自发地体贴小婴儿，对于他们来说，看妈妈照顾好小宝宝，也是一种深层的需求。

爷爷奶奶，外公外婆

许多爷爷奶奶、外公外婆们很享受和孙辈在一起。他们没有太多教育孩子的意识，常常把宝宝的日常搞得很紧张。早期接触，对于长辈和孙辈都是奖励意义上的，教育的任务在于父母。所以宝宝父母和长辈的关系常常于以下几种情况之间变换：联系的喜悦，来帮忙的开心，有时必须提出界限，有时双方会发生冲突的可能，因为批评的话从自己的妈妈或是爸爸那里说出来，会特别难接受。

外界的评价

不同的家庭选择不同的路线。宝宝日常生活的任何角度都能轻易找到赞同和反对的人。不可能让每个人都觉得好。为家庭做出决定就可以了。

父母们常常遇到喜欢评价你和宝宝相处方式的亲戚或者路人，如果有人讲批评的话，基本上反映了他自身的经验或者愿望。很容易听到诸如此类的话："（全）母乳的孩子也是需要给吃点儿正经东西的！"其实很可能表示："我想喂这个小宝宝吃东西，跟他玩一会儿。"也可能表示："我的小孩当时断

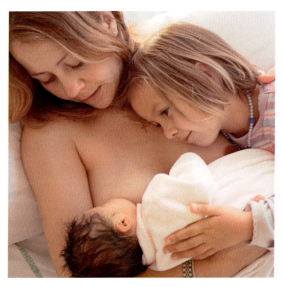

"大的"和"小的"在一起——兄弟姐妹共同经历哺乳时刻。

奶太早，那时还很可爱呢。"把这些表达经过转换后，可以帮助你不用感觉受到冒犯而生气。另外你需要身边人的支持，比如在哺乳小组里认识的妈妈们。

收集母乳

哺乳期有时必须在不通过宝宝吸吮的情况下来排空乳房。比如过胀的乳房或者妈妈和宝宝分开的状态。母乳可以用手挤（见50页）或是用吸奶器排出。

哪种吸奶器？

手动吸奶器有各种不同的质量和用法。优点是价格便宜，携带方便，不需插电，一般用于短期临时使用。

有一种单手可拿型的吸奶器，可以在哺乳时放在另一边乳房上，同时泵奶。带橡胶球的手拿型吸奶器不推荐使用，泵奶效果不好，不卫生，而且容易导致乳房受伤。

电动吸奶器适合长期使用，其激发泌乳功能更强而且使用起来省力。电动吸奶器使用比较贵的高质量自动间隔泵。医院中使用的大型吸奶器，可以通过医生处方来租用，小型的可以自己购买，有些是可以携带的。

吸奶器的漏斗大小和形状需要刚好适用乳头，差不多可以放满吸奶器口，但还是可以在里面自由移动。乳晕不要放到吸奶器口里，也不应该出现乳房疼痛的情况。这种漏斗也有软材质制成的。一些专业人员会根据试用情况建议选择吸奶器漏斗的大小。两边可以同时泵奶的双泵系统，可触发更多的哺乳荷尔蒙，节省吸奶时间。

脱手型泵奶方法：你可以使用背心、内衣、有孔的腹带等把吸奶器漏斗固定。双泵系统和长时间使用的吸奶器都适宜。

如何泵奶？

注意以下步骤：

- 先用手或吸奶器的"激发功能"触发泌乳反射。
- 用食指和中指夹住漏斗（注意不是储奶瓶）对着乳房，使漏斗在乳房正中并扎实地贴在乳房上。
- 把吸奶器的吸力档调高，直到有不舒服的感觉，然后再略微调小一些。
- 确定没有乳汁再流出时，停止泵奶。
- 如果还有一些时间，重新刺激泌乳反

射，继续泵奶。

泵奶时的泌乳反射

没有泌乳反射就无法排空母乳。宝宝比任何一种吸奶器都能更快地激发泌乳反射。

有些比较贵的吸奶器有"激发功能"，首先通过快速的吸力激发泌乳反射，一两分钟后自动切换成缓慢、集中的泵奶模式。提前使母乳流出，手动切换，可以节省时间。

没有自动激发功能的吸奶器由于要靠普通吸力使母乳流出，花费时间较长。可以通过用手放松和抚摸乳房的方法提前激发泌乳反射（见50页）。

当母乳停止流出时，就不要继续吸奶。首先有必要把吸奶器再次调成"激发模式"或是用手激发母乳流出，这次吸出的母乳会比较少。乳房排得越空，传递给身体提高泌乳量的信号就越强烈。

其他关于母乳流动的建议

深呼吸，放松自己，用吸奶器泵奶时甚至可以把宝宝放在身上，看宝宝的照片，闭上眼睛想着宝宝，这些方法都可以让泌乳反射产生得更容易。泵奶时可以听轻松的音乐或是宝宝声音的录音。如果泵奶时母乳流动不畅，可以同时把宝宝放在胸前另一边乳房上吸奶。

何时泵奶，以何频率？

频繁的短时间泵奶总是比间隔长的长时间泵奶更有效。根据不同的需要，每天的泵奶频率有所不同：每天一两次，以储存更多的母乳；每天多次，每次在给宝宝哺乳后短时间泵奶，以提高

用食指和中指夹住吸奶器漏斗，贴住乳房，使边缘不会外翻。

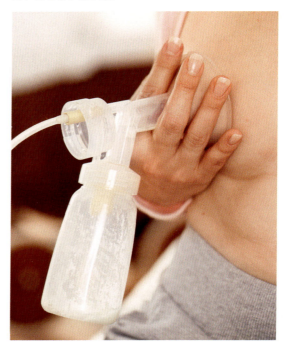

母乳量（见105页）；每天八次，每次十五分钟，使用双泵系统给早产宝宝喂奶。泵奶和哺乳交替进行时，可能会比较难以确定合适的泵奶时间。如果你刚刚用吸奶器把母乳泵出不久就到了定好的哺乳时间，会给宝宝吸奶造成困难。紧接在哺乳之后或是哺乳一个小时之后再泵，是比较适宜的时间。

偶尔在哺乳之前短暂使用吸奶器，产生泌乳反射之后就立即把宝宝抱来接着哺乳，也是不错的办法。

泵奶的卫生问题

健康、足月、在家中喂养的宝宝适用以下几点：

- 妈妈每天淋浴。
- 每次泵奶前使用香皂彻底清洗双手。
- 吸奶器每次使用后都用清洁剂彻底清洗干净（使用洗碗机或是用开水清洗）。
- 原则上消毒不是十分必要，但是每天一次将所有吸奶器配件在沸水中煮三分钟，可以提供额外的卫生安全。

如果你自己或是宝宝在医院中接受照看，泵奶时则需要遵守医院所规定的更加严格的卫生措施。

如果为两到三个月的健康宝宝提高泌乳量而使用吸奶器，可以向专业人员咨询，适当简化卫生程序（见105页）。

保存母乳

健康、足月、在家中喂养的宝宝适用以下几点：

- 冷冻母乳适用于小分量。要使用专门的母乳冷冻袋、塑料或玻璃容器。
- 除非几小时之内喂给宝宝，否则容器上需要写好确切的日期和钟点。
- 母乳在室温的保存时间为六到八小时，27-32℃时三到四小时。一次喂养剩余的母乳可以在一到两小时内喂掉。
- 冰箱中冷藏（+4℃）的母乳可以保存三天，冷冻条件下（-18℃）可保存六个月。
- 解冻但未加热的母乳未打开时可以在冰箱冷藏状态保存24小时，打开过的可保存12小时。

室温母乳

时间有限的情况下，把不需特别加热的室温母乳喂给宝宝可以方便很多。这样宝宝一次没有喝完的母乳，也可以留着之后再喝。热过一次的母乳则不可以再次加热。

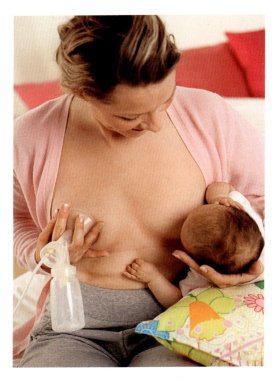

同时哺乳和泵奶，两边母乳的流动都更通畅。

建议：不能再喂的母乳也不要倒掉，可以留着放在洗澡水里，有使皮肤柔软光滑的效果。

冷藏、冷冻、解冻

宝宝几小时内不喝的母乳，直接放进冰箱冷藏，或者如果三天之内都用不到的话，就拿去冷冻格冻起来。

解冻母乳时可以把它放在冰箱冷藏格里，24小时内缓慢地解冻。着急的情况下，把容器放在流动的冷水或温水中。不推荐在微波炉中解冻，这种方法会破坏母乳中的营养成分。另外由于不是均匀加温，有燃烧的危险。解冻未加热的母乳不可以再次冷冻。存储下来的多余母乳可以在之后加到宝宝的米糊中食用。

母乳喂养与职场工作

宝宝的出生给爸爸妈妈的工作带来许多问题——尤其是妈妈一方。目前德语区国家在孕妇及产妇保护法、产假、补贴、儿童金、哺乳间歇有各种不同的规定。对于有些妈妈们来说，不是那么容易做出在家中养育宝宝的决定。工作与否这个问题，或许在产后一段时间之内可以先搁置，或者寻找可以在家中工作的可能性。或长或短的一段时间之后再重返工作岗位——在家中以外的地方工作。虽然你的周围总是会有倾向于某一方面的舆论，但这个决定最终还是在于你自己和伴侣。

最初的半年

如果你在最初的六个月之内重新开

始在外面做半职或全职的工作，母乳喂养是一种可以增强亲子关系以及宝宝健康的方法。在实践中，这对妈妈情绪上、身体上以及组织能力方面的要求都非常高。你要信任自己不在宝宝身边时负责照顾他的人，宝宝要与其建立起特别的关系。每天你的注意力要在工作与宝宝之间不停地转换，交接责任，双方信任，才能更好地适应。

工作、上下班、泵奶、在家中哺乳，都紧凑地挤在一起，因此调整好自己，避免精力耗尽非常重要。你需要对此订立一些规矩，在时间上协调好一切。如果选择了宝宝和事业兼顾，就需要在其他方面减轻负担。

合理的做法是，在宝宝出生后开始全母乳喂养。你可以在最初这段时间里正常哺乳，在开始恢复工作之后逐渐断奶，在家的时间里，尽量多陪伴宝宝，让他对断奶过程比较容易接受。或者母乳分泌量充足的情况下，更轻松的选择是，在上班的同时通过泵奶的方式继续母乳喂养。

尽管一些哺乳时间被占据，你还是可以跟之前一样，在家中自己给宝宝喂奶。恢复上班前两星期左右，你要开始使用吸奶器储备冷冻母乳。从这时开始，训练宝宝使用杯子、勺子或者奶瓶喝奶。

在你出门上班之前、平静地跟宝宝告别前、从外面回到家之后，以及其他包括夜里的很多时候，都会想给宝宝喂奶，跟宝宝在一起愉快相处是很美妙的事情。

在工作的地方泵奶

为了在宝宝六个月之前可以继续母乳喂养，按时在工作地点泵奶十分必要。在很多德语国家，哺乳期的妈妈除了咖啡间歇和午休之外，另外享有喂奶或泵奶间歇。喂奶间歇属于额外的休息时间。

适用的装备包括可携带的电动双头吸奶器。有些妈妈更喜欢手动型。泵出的母乳需要冷藏保存（冰箱或有冰袋的冷藏袋）。根据自身的泵奶难易程度，实现全母乳喂养的时间和精力成本会有不同。如果不能实现的话，少量的母乳对宝宝来说也是很有意义的。

其他建议

以下是一些日常建议：

- 照顾宝宝的人（很可能是爸爸），需要在你不在的时候给宝宝喂奶。在过渡时期两个人一同照顾宝宝可以减轻妈妈的负担，负责照顾宝宝的人要在此期间熟悉如何处理母乳。

● 在特殊情况下，妈妈可以把小宝宝带到上班的地方去，或者有人负责把宝宝按时带过去喂奶。

● 对于在外面上班的妈妈，家庭床就显得非常有用。许多妈妈感觉与宝宝身体接触和夜间喂奶非常好，另外也可以促进乳汁分泌。

● 无论在家中还是在外面工作，同时兼顾哺乳和工作，你的任务都很繁重。做家务变成更大的负担，因此最好提前明确，由谁来接手这个任务。

一岁的后半年

如果你是在宝宝半岁之后开始到外面工作，意味着你重新开始工作的同时，接合了宝宝添加辅食的过程。你不在的时候，宝宝可以吃辅食，喝水或婴儿茶。当你回到家中，可以继续你和宝宝都很珍视的哺乳时间。可能有时在工作的地方需要把乳房排空，有时候则不需要。

在家中三年以上

在德国和奥地利，工作岗位在产后最多保留三年，爸爸和妈妈双方都可以休假。或许你很开心可以有机会拿出全部的时间陪伴宝宝。这是你对家庭的重要贡献，也是增长多方面社会与组织能力的好机会。母乳喂养和断奶都可以在没有时间和其他限制的条件下进行。

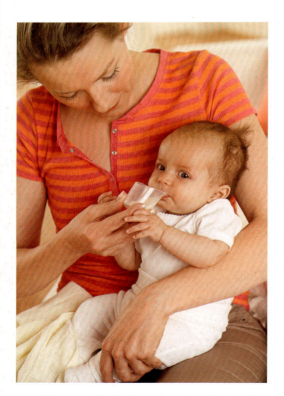

当妈妈不在的时候可以用杯子喂母乳给宝宝喝。

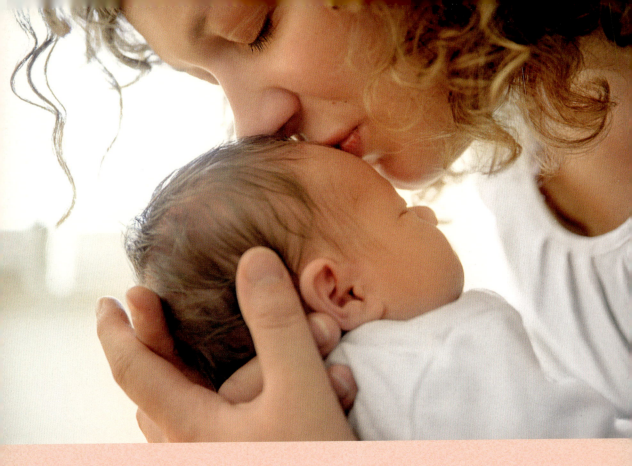

面对困难

哺乳是一个自然的过程,妈妈和宝宝参与其中,并稳定地进行。但有时候,一些妈妈们在母乳喂养的过程中会面临这样或那样的困难。作为妈妈,首先会注意到自身或是宝宝发生的一些小变化——比如轻微的疼痛、堵塞的部位、外观的改变,或是宝宝的不寻常行为。如果能够在早期对这些信号做出反应,问题大多可以通过温和的方式消除。大多数问题都能找到有效的解决方法。

一些问题的急救方法

第一条措施永远是,用心做好哺乳时的连接。

首先常常有必要把所有的事情都先

放到一边，拿出两三天的时间只把注意力集中在宝宝身上。如果可能的话，和宝宝一起待在床上——可以做母婴肌肤接触——期间让别人来照顾你。这样可以自然地增加哺乳次数。

其次开始寻找问题的原因，只有这样才有可能做有意义、有针对性的补救。找专业人员咨询也是宜早不宜迟。（见22-23页）

乳头受伤

乳头疼痛是很让人泄气的事情。抱着"这是很正常的情况，而且只能忍受"的想法，很容易导致妈妈们太晚才去寻求专业帮助。在产后最初几天，月经期，或是宝宝吸奶时，乳头感觉敏感是正常的。但是强烈的痛感或是长时间的伤口是一种警告信号，告诉你需要接受治疗。

最常见的乳头受伤原因是宝宝没有含住足够多的乳晕。

皮肤发红，无开放伤口

以下措施可以在症状初期起到预防和治疗作用：

- 先在比较不敏感的一侧乳房开始哺乳，或者用放松、轻轻触摸乳房的方式来激发泌乳反射（见50页）。
- 简短多次比间隔较长的长时间哺乳方式更好。
- 如同哺乳期开始阶段一样，用心让宝宝连接好乳房是关键（见35页），专业人员可以明显帮助改善这个问题。
- 有时候后靠姿势哺乳比较有帮助（见35页），因为宝宝在这个姿势下可以含住更多的乳晕，而且乳头不会不必要地被拉扯到。或者采用让宝宝下嘴唇先碰到乳房的连接方式（见38-39页）。
- 侧躺哺乳，尤其是夜里时，乳头容易滑动到感觉不适的位置，这时就需要采用其他更适宜的姿势。
- 不同的哺乳姿势会用到乳房不同的位置，因此有必要时常更换哺乳姿势。
- 每次哺乳后让乳头残留的母乳自然风干，可以起到治疗效果。
- 经常使用香皂洗手，每天一次用清水冲洗乳房，可以降低感染的风险。
- 短时间停止哺乳并不能解决问题。

辅助物品

- 持续湿润的环境，例如湿的防溢乳垫会促进真菌的生长。如打开哺乳内衣，短时间内不穿文胸或是外面只穿一件宽松的衬衫，可以保持乳头的自然形状，血液循环通畅，皮肤透气。
- 如果触摸乳房时很痛，可以使用乳头保护器（一种可以穿在文胸里面带孔的小碗），保护器边缘要扣住乳房。
- 自己做一个"甜甜圈"（见照片），把几个一次性防溢乳垫中间剪出洞。叠在一起用6cm宽的包扎纱布缠起来。这种垫子很柔软，乳头不会折到，使血液循环更通畅，对于乳头痊愈非常重要。
- 纯净的羊毛脂软膏，在哺乳后用手指涂抹薄薄的一层在乳头上，帮助保持乳头光滑防止裂纹。

皮肤受伤

皮肤有开放性伤口的情况下，推荐从内部愈合不结痂以及不反复撕裂伤口的措施。
- 每次哺乳后把定量的无菌盐水或黏膜消毒液滴在乳头上，之后用棉球擦干净。等渗透压的生理盐水即使用在开放伤口上也不会疼痛。之后放豌豆大小的一块羊毛脂软膏在棉球上，小心地压在乳头上，上面扣住"甜甜圈"。
- 每次清洁乳房之后，放上生理盐水垫湿敷在伤口上。覆盖伤口处和衣物接触的地方保持干净非常重要。治疗用羊毛（Heilwolle）由于开放伤口的卫生问题并不适用。如果乳头已经发炎，则在此措施的基础上要增加含有抗生素的软膏。

真菌感染的征兆（及鹅口疮）

乳头伤口长时间不愈合，可能是真菌感染导致。初期乳头会微微发亮，之后变成粉色，发亮或是发红。乳头可能有开裂、皮屑、发痒或是有一层白膜。典型症状是哺乳时或哺乳后有疼痛感，

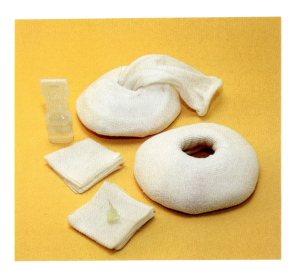

使用无菌的生理盐水、棉球、羊毛脂软膏、"甜甜圈"来护理开放性乳头伤口。

面对困难

有时阴部会同时有真菌感染。有时也会出现乳头和阴部没有可见的症状的真菌感染。宝宝如果感染了鹅口疮，可能的症状之一是口腔内部或舌头出现洗不掉的白膜。如果宝宝的肛门附近出现红色的皮疹，可能是感染了鹅口疮的一种警告信号。

鹅口疮的处理

感染了鹅口疮之后也可以继续哺乳。注意哺乳要更频繁，每次持续时间更短，另外更用心地连接宝宝与乳房。更换不同的哺乳姿势，可以使哺乳的感觉更舒适一些。仅仅这些当然是不够的。妈妈和宝宝必须同时使用有效的对抗鹅口疮的药物进行治疗，以防止每次哺乳重新相互传染。如果儿科医生没有主动安排的话，有必要自己提及，或者去看皮肤科或妇科医生。每次哺乳之后用沾了抗真菌溶液的棉签擦拭宝宝的口腔内侧，将抗真菌软膏涂擦在乳头和乳晕上。如果宝宝肛门附近出现了真菌感染，则需要每次换尿布之后用专门的一支药膏涂擦宝宝肛门。

其他措施：

- 经常用香皂清洗双手保持卫生（每次哺乳前后以及给宝宝换尿布前后）可以阻止扩大感染。涂擦乳膏可以防止皮肤开裂。
- 每天换洗的贴身衣物以90℃温度清洗。
- 如果使用防溢乳垫，以一次性的为佳。
- 让乳头接触阳光和空气有助于痊愈。
- 如果不得不使用奶瓶嘴、安慰奶嘴、咬环等，就将它们同吸奶器的配件一起，每天至少在沸水中煮20分钟。宝宝的玩具要经常用肥皂水清洗。
- 在真菌感染期与宝宝一同泡澡意味着增加传染的风险。
- 用吸奶器泵出的母乳在当天喂食。冷冻无法杀死母乳中的真菌，因此存储起来则意味着重新感染的危险。

轻微的真菌感染大概48小时后可以得到缓解。期间可能会先有一段时间变严重。严重的真菌感染会持续三到五天。即使症状已经消失，治疗过程也要坚持10到14天。坚持治疗和保持耐心是痊愈的关键。

乳房阻塞

如果在哺乳期乳房出现了敏感、发热、红肿，或是触摸起来有疼痛感的硬块，就可以判断出现了乳房阻塞。出现乳房阻塞的最常见原因是输乳管没有完全排空。此外，乳汁分泌过多、乳房疤痕、先天因素或是由于精神压力、泳衣或内衣过紧、背巾绑法不正确等，都容易造成乳房阻塞。越早发现问题，减慢生活节奏应对阻塞情况，就越容易消除阻塞。

- 经常排空乳房，可能情况下日间至少每两小时一次，夜间至少每三小时一次。
- 哺乳前通过用温的湿纱布敷乳房，或是进行温水淋浴，或使用热疗枕使母乳流动通畅。
- 哺乳前后以及期间轻轻抚摸乳房（不要用力压堵塞的部位），轻轻摇动乳房以及做背部按摩，都可以帮助放松乳房，支持泌乳反射。
- 用心帮助宝宝连接乳房可以保证母乳排空更彻底。
- 宝宝下巴下面部分的输乳管排空得最彻底，因此有时可以短时间更换为一种不常见的哺乳姿势，例如将宝宝放在尿布台上，妈妈弯腰进行哺乳。重力的作用可以额外起到帮助排空的作用。
- 哺乳后小心地用酸乳酪纱布、冰敷袋、装上冷藏大头菜叶的信封或者凉毛巾来冰敷，可以起到减轻症状的作用。冰块的温度如果太低，则会损伤乳房组织。
- 衣服不要过紧。
- 多多休息，多多喝水很有帮助。
- 维生素C和卵磷脂支持免疫系统，而大量的咖啡或红茶会加重乳房阻塞。

小通告
堵奶了怎么办？

解决的关键在于，保持积极解决的态度，让母乳全天定时保持频繁的流动。最好借助宝宝吸奶来消除乳房阻塞，如果不能，就使用吸奶器。

进一步的措施

很重要的一点是，当出现乳房阻塞时不要拖延。如果症状没有通过哺乳得到消除，则需要采取以下方法：

- 使用有催奶功能的电动吸奶器快速地泵出乳头后面部分的母乳，开始是少量，有时只有几滴。
- 暂停几分钟之后，母乳会再次流出。

- 之后再次快速泵一下，再次暂停。
- 重复这个过程大概三四次后，母乳会大量流出。期间可以用手轻抚乳房。
- 吸奶器和哺乳交替进行非常有效。

如果输乳管的前端突出皮肤，看起来像是皮肤长出的白头，这种突出皮肤的开口通过吸吮或是用手抠的方式打开之后，堵奶的现象就可以消除。（处理时要注意卫生问题）

乳腺炎

乳腺发炎时，妈妈有发烧、四肢疼痛、感觉类似流感的症状。乳房上会有大部分发红及局部疼痛的症状。除了运用对付乳房阻塞的措施以外还需以下方法：

- 继续频繁哺乳，保持全天定时乳汁流动非常重要。
- 乳腺炎是一种疾病，卧床休息是必须的——可以与宝宝一起，如同哺乳咨询中所讲的一样。（见22–23页）
- 急性乳腺炎的情况下，如果停止给宝宝哺乳，会中断乳房定时排空的规律，容易增加感染并发症的风险。
- 卵磷脂和维生素C按照每日人体可摄入的最大剂量服用，对治疗有帮助。
- 24小时内如果发烧现象没有好转，需要请医生处置。
- 使用抗生素是治疗手段之一。乳腺炎一般使用头孢菌素、红霉素以及氟氯西林。
- 需要时可用哺乳期用的止痛药（见109—110页）减轻哺乳时的痛苦。
- 也有很多女性在患乳腺炎时通过有经验的顺势疗法师得到帮助。

在最初几周里，经常洗手可以大大降低感染乳腺炎的概率。乳腺炎需要彻底治疗，并找出致病原因，避免复发。

母乳过剩

很多妈妈都担心母乳过少。相反，母乳过剩往往成为人们忽视的问题。首先重要的一点是确认并划分母乳过剩的问题：母乳是否真的分泌过量？宝宝是否摄入过多乳糖，同时脂肪摄入不足？或者妈妈泌乳反射异常强烈？相应的解决措施各有不同。

母乳过多

母乳过多常常导致哺乳时宝宝无法安静吸奶、被呛到、时不时松开乳头、哭闹、乱动等。随着宝宝长大问题越来越多：

- 首先建议哺乳方式逐渐变换为每次主要吸一侧乳房，或者两小时内换一边。如果宝宝每次吸完一侧，在另一侧短暂吸一下，则可以预防乳房阻塞。每次只吸一边，意味着增加乳腺阻塞的风险。
- 多给宝宝拍嗝可以让他更舒服一些。
- 哺乳后冰敷乳房会感觉更舒适。
- 两周内每天两到三杯薄荷茶或鼠尾草茶可以减少母乳分泌。
- 家附近可能会有收集母乳的地方，一些早产的宝宝可以用得到。

通过这些措施逐渐适应宝宝需要的母乳量。但是要当心，不要把奶量一下降低太多！如果这些措施还是不起作用的话，则需要专门的咨询指导。

乳糖过多

如果宝宝过早或过于频繁地从一侧乳房换到另一边，会导致摄入乳糖过多而脂肪量不足。妈妈感觉喂了很多奶，宝宝也喝了很多，但是宝宝总是有吃不饱的感觉。宝宝体重增长困难、爱哭闹、大便发绿或呈水状。这种情况下：

- 妈妈要让宝宝尽量在一侧乳房吸吮更长时间，然后再换边。
- 如果宝宝吸奶愿望很频繁，那么一两个小时之内尽量给他同一侧的乳房。这样宝宝在每一边至少吸15到20分钟。问题的关键是，脂肪含量高的母乳只有在乳房将要被排空时才会流出。

泌乳反射过于强烈

泌乳反射过于强烈并不等同于母乳过多。它是指只要宝宝吸到胸上，或者甚至在那之前，母乳就已经喷出来。宝宝吞咽的时候同时咽下很多空气，造成腹痛和大便发绿的现象，因此宝宝会格外爱哭闹，在吸奶时表现得不高兴，同时体重增长非常快。

- 可以让宝宝"上坡"式吸奶，以对抗地心引力。宝宝趴在妈妈肚子上，妈妈平躺并扶住宝宝的额头。也可以让宝宝从妈妈肩膀那里跪着吸奶。在沙发椅上，妈妈可以尽可能向后靠。如果用侧躺的姿势，放一个靠垫在宝宝身下，使他的头部高于你的胸部。
- 在宝宝吸奶之前先让母乳流出一些，喷奶就不会太厉害。
- 经常拍嗝同样很有必要，因为宝宝在闹腾的吸奶过程中会咽下很多空气。

溢乳问题

胸部自动流出母乳对哺乳期妈妈来说实际上是个麻烦。大部分人在最初几周之后这种现象会自动消除：

- 一些妈妈使用有吸水效果的防溢乳垫，有可洗型和一次性的。
- 一些妈妈采取勤换衣服、夜间垫一块毛巾的办法。
- 重要的是乳头部位不可以始终处于湿润状态，因此防溢乳垫必须及时更换。
- 文胸或者防溢乳垫会把乳头向里面压，导致乳头长时间潮湿以及血液循环变差。因此不要长时间穿戴文胸。
- 如果母乳长时间流出，有些人会使用乳贴或者硅胶防溢乳垫，这两种工具可以压住乳头，阻止母乳流出。

很快你就可以找出适合自己的方法。

小通告
正常地哺乳

以下情况不（！）代表奶量不够：常常或短或长时间的哺乳；宝宝哭闹或者不爱睡觉，但是体重增长符合月龄；你的乳房与月子期间比起来变小，或者用手不能挤出奶来。

母乳过少？

常常会有误报：母乳太少了！于是宝宝被添加奶瓶喂养，因为妈妈发现母乳不够了。事实上你可以自己评估宝宝是否吸奶足量（见67-68页）。如果不确定，测量宝宝体重很有必要。然后你就可以放下心来，继续正常哺乳或者——如果需要的话——采取措施，让宝宝获得足量母乳。

评估体重

一般的预防性体重检查，时间间隔为两到三个月。有时候可能会发现，宝宝在此期间体重增长不够而之前没有发现。

专业人员评估体重时，边际状况一般采取模棱两可的说法。这样既不会迫使家长们不必要地给宝宝加餐，也不会让妈妈觉得体重增长停滞的问题会自己消失，回家慢慢等待。如果两三次体重检查都不达标，专业人员会建议改为奶粉喂养。当然这样很容易导致妈妈情绪低落以及不必要的断奶。

经验显示，如果宝宝没有摄入足够营养，不能按照本身计划成长，会有某种形式的信号传递出来。

专业人员的评估和你自己的观察是

否一致？如果不是，那么就有必要听听第三方的意见。

立即咨询

为了保持母乳喂养，在得到"宝宝体重增长过慢"的信息后，必须立即全面检查自己的哺乳状况，找出个体原因并根据建议采取措施，不要等到几周后。每周称重两次，看效果如何。措施不同，奶量增加的效果也不同。

母乳分泌量有所增加

一般来说，更加频繁和认真地哺乳就可以达到满意的效果。要增加母乳分泌量，至少每两小时让宝宝在两边乳房各吸一次。夜里可以间歇稍长，就是说24小时内需要哺乳10到12次。助产士或哺乳专家可以指导你如何摆放宝宝的位置、如何托住乳房、调整吸吮节奏。

其他有帮助的措施如下：

- 延长亲子肌肤接触时间。
- 用手激发泌乳反射。（见50页）
- 挤压乳房。（见53页）
- 减轻家务负担。

最简单的方法就是将以上这些全部实施，跟宝宝一起在床上待48小时，哺乳，哺乳，哺乳。

母乳分泌大量增加

对母乳分泌量影响最大的因素是排空乳房的频率和彻底性。这是身体增加母乳分泌量的信号。除了频繁哺乳之外，每次哺乳时尽可能彻底地排空乳房是基本原则。加大两餐之间的间隔，"使乳房变满"的做法，反而会减少母乳分泌。

- 两边交替哺乳，排空效果更好。宝宝在一边吸到停止，就换到另外一边。很多宝宝可以接受反复交替几次。只要有更多的母乳流出，就可以让宝宝在两边吸吮更长时间。（见42-43页）

妈妈也同样适用"越空越好"的原则。

- 哺乳后另外用手或是吸奶器排空乳房，直到完全没有母乳流出。只需要几分钟，不需要固定规律。一般只能挤出很少量的母乳，或许只有5到10毫升。但是不要沮丧，这不表示没有必要泵奶，而是宝宝已经把乳房吸得很空了。哺乳后继续泵奶可以增加奶量。
- 如果宝宝已经两三个月大而且很健康，或许可以与专业人员商议后，把吸奶器的消毒过程简化以节省精力。

- 泵出的母乳可以在下次合适的机会用勺子、注射针筒或者胸部喂奶套装喂给宝宝（见106页）。

可以通过专业咨询来弄清楚：催奶药物是否有效？有无医学原因，例如舌系带过短（见54-55页）？或者妈妈患了甲减？

经过若干天这样的措施，许多妈妈的情绪可以由下降转换成上升状态。有时候一次额外的"宝宝不用自己吸就出来"的母乳量，就可以带给妈妈勇气和力量。

这里写到的措施集中了所有可能的办法，你可以根据自身情况选择一些结合起来使用。

如果确实需要：补喂

如果你的宝宝还不能做到足够长时间、大力道地吸奶，同时身体虚弱或者体重明显增长过慢时，就十分有必要给宝宝补喂，这对宝宝的健康很重要。

保证足够的营养是最优先考虑的问题。如果不这样做的话，宝宝会变得更没有力气使妈妈分泌更多的母乳。与此同时继续哺乳，尝试增加母乳量。补喂自己的母乳总是最好的选择，并且任何时候都可以实现。如果不够的话，奶粉也可以，但是注意要带有PRE（初段配方）的标识。

在胸上补喂

为了促进哺乳，可以在宝宝吸吮乳房的同时补喂。短期使用适合用注射针筒从宝宝嘴角喂进（见57页）。胸喂套装对于短期或长期都适用，借助这个工具，可以促进宝宝在乳房上吸奶的意识。他可以练习如何大口吸奶，并且把"吃饱"的感觉和妈妈的乳房联系起来。补喂的同时也激发母乳分泌，小家伙很快就可以不用胸喂工具，自己坚持吸奶了。

胸喂套装的使用方法：

- 把较细的一根硅胶管沿着乳房粘到乳头上，管子末端应该贴在乳头旁边与乳头处齐平。

- 宝宝吸奶时同时含住乳房和细管。从

小通告
提高母乳分泌量

经常哺乳、让宝宝含住更多乳晕、深入吸吮，以及（必要的情况下）哺乳时同时在胸上补喂，都可以增加母乳分泌量。减轻其他家务方面的负担有很大助益。

乳房吸奶的同时也通过细管从容器里吸奶。

● 第一次尝试的时候,把导管中的奶调成尽可能小的流量,以鼓励宝宝适应。

● 同时使用最粗的管子,把存奶的容器尽量挂高,打开第二根管子,使空气可以进入。

● 接下来比较重要,首先用闭合的管子哺乳,在哺乳过程中逐渐打开,同时注意宝宝有效吸住乳房。

● 在摆脱胸喂工具的阶段,把流速尽量调到最慢。

其他地方可以找到更具体的使用说明。得到有经验的专业人员的指导也十分有帮助。(见22-23页)

宝宝在哺乳同时从胸喂套装中吸到额外的奶。

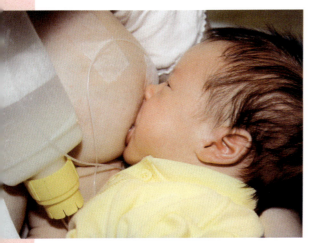

其他补喂方式

其他补喂的辅助工具有勺子或者杯子。(见57页)这样宝宝不会学到乳房上吸奶之外的其他吸吮方式。

为什么不直接用奶瓶呢?如果你还要继续母乳喂养的话,使用奶瓶会造成不好的后果:宝宝很有可能会发展出对奶瓶的偏爱,因为奶瓶里的奶更快更容易流出。吸奶瓶不能激发泌乳反射,母乳分泌量会继续减少。此外宝宝吸吮奶瓶和吸吮妈妈乳头的方式不同。如果了解了这些缺点,还是决定使用奶瓶,同时想要继续保持母乳喂养,则每次给宝宝奶瓶前先让他在乳头上吸奶,继续频繁哺乳,尽量用孔径小的奶嘴小剂量喂食。另一种方法是,哺乳前先用奶瓶喂少量的奶,之后用胸部继续哺乳,轻松完成一餐。用奶瓶是否会对母乳喂养造成障碍,在于是否继续坚持经常性从胸部哺乳。

奶瓶中的母乳

一种特别的情况是妈妈完全用泵出的母乳,但是使用奶瓶喂养宝宝。如果想一点一点过渡到胸喂母乳,需要保持耐心和坚定的信念，逐渐地引导宝宝开始在乳房上吸吮（见52-54、108页）。通过必要的特别咨询，有些宝宝确实可以学会在乳房上吸吮，其他宝宝大多长时间继续使用奶瓶喝泵出的母乳。

重新开始哺乳

有些妈妈们在经验丰富的专业人员陪伴下，成功地重新开始哺乳，即停止一段时间之后开始第二次哺乳，或是实现了很大程度的奶量回增。宝宝不太愿意到乳房上吸奶，是一个很大的挑战。

减少补喂

当宝宝体重增幅正常，妈妈的奶量也增加的时候，补喂可以逐渐减少。最后一步往往是信心的问题，相信自己的身体能够提供足够的母乳。有些妈妈可以实现全部胸喂母乳，有些妈妈使用胸喂套装直到宝宝添加固体辅食之后不再借助工具胸喂母乳。有些妈妈可能不适合频繁胸喂或者奶量增长不足，会选择胸喂加奶瓶两种方式的组合。有些妈妈非常喜欢给宝宝喂奶，但是由于某些严重的困难必须在某一时刻停止哺乳。

因此要选择切实可行的方式，记得每一滴母乳都很宝贵，与孩子的亲近感、对宝宝的喜爱才是最重要的。

突然罢奶

宝宝经过一段长时间平稳的哺乳期后有时会突然对妈妈的乳房产生抗拒。他会表现出不高兴并且远离乳房。这种现象被叫作"罢奶"，可以持续几小时到一周不等。这种情况下你的应对措施如下：

- 宝宝需要持续补充水分。你要以小家伙之前吸奶时同样的频率排空乳房（见50-51、89页），然后用勺子或小杯子将母乳喂给宝宝（见57页）。
- 不使用奶瓶，有利于之后继续哺乳。
- 接下来开始侦探工作找出原因：新换的香皂、不常吃的食物、调料、酒精、药物、月经期到来、精神压力导致妈妈身上气味有些改变或者母乳味道改变，宝宝吃奶时突然受到惊吓或是生病。
- 冷静、耐心和坚持是面对宝宝罢奶的关键。这是像走钢丝一样棘手的情况，既不能让自己产生情绪，又要反复不停地尝试重新哺乳。
- 宝宝和妈妈双方都需要更多身体和肌肤接触。

- 在安静不受打扰的氛围里尝试哺乳最容易奏效，可以在半睡时、走动时或者在浴缸中泡澡时尝试。
- 其他的促进哺乳尝试的建议。（见52页）
- 专业人员和哺乳小组中得到的鼓励非常宝贵。

七到九个月的宝宝如果出现罢奶现象，会很容易地根据宝宝的意愿断奶。然而一般情况下一岁以前的宝宝并不会自己突然断奶。自觉地断奶是慢慢进行的，期间宝宝呈现满足的状态。而罢奶是突然出现的，宝宝会表现得不高兴。因此这种情况下还是不要放弃，为了宝宝努力一下继续哺乳是值得的。

长牙和咬

出生后到一岁前某个时刻，宝宝开始长牙。在牙齿长出来之前一段时间里，宝宝会有口水变多、有出牙迹象或者牙床发痒的现象。在这一时期，宝宝需要更多的亲密感，他可能会要求更频繁地喝奶或是夜里醒来次数变多，喜欢咬牙胶等。一旦牙尖长出牙床，情况就会改善——直到下一颗牙齿要长出。无论你的宝宝已经长了牙齿还是只有发硬的牙床，对于哺乳来说都没有区别。

宝宝的舌头在吸吮时会盖住下牙床。如果下牙床咬住乳头后方比较靠里面的位置，妈妈会感觉比较舒服。如果只有乳头在牙床之间，无论有没有牙齿，都会非常疼痛。这种情况下需要暂停哺乳，跟宝宝商量一下，然后重新开始。

有时候宝宝在吸奶时会同时咬妈妈的乳房——对于妈妈来说感情上不容易接受，但是宝宝并不是有意把你弄疼，他只是在尝试新的技能。及时用小手指打断哺乳（见44页），用平和清楚的语言可以帮助宝宝区分吸和咬的动作。

宝宝生病

如果宝宝或妈妈生病了，哺乳可以帮助你们感觉好一点。生病的时候（极少数情况除外）并不需要停止哺乳——而且恰恰相反。

在宝宝生病，例如着凉、感冒、眼部发炎或者病毒感染、发烧、腹泻时，免疫抗体可以通过母乳传递给宝宝，帮助他尽快痊愈。另外宝宝吸奶时可以得到放松，并且补充足够的水分。宝宝的鼻子堵塞或者耳朵发炎时，让他以竖直身体的姿势少量多次吸奶，会感觉比较舒服。感冒和眼睛发炎时，许多妈妈会

面对困难

用母乳当作药物涂在宝宝的鼻子或眼睛里。实施这种方法时，首先把乳头在流动的温水下冲洗干净，然后用手挤出母乳，开始流出的几滴接在小毛巾上，之后流出的母乳直接滴在宝宝的鼻子或者眼睛里。

有些大一点儿的孩子，已经开始自己吃饭，可能在生病时会要求吃母乳。等到病好了之后，又会恢复之前的节奏。

宝宝住院

如果宝宝必须住院治疗，妈妈陪伴左右会给宝宝极大的安全感和支持。你很快就会意识到自己的价值。继续哺乳有助于宝宝痊愈。

由于客观原因造成的哺乳间歇和与宝宝分离的时间里，要按照正常的哺乳节奏把母乳泵出。当宝宝出院后继续开始吸奶时，在妈妈乳房上的熟悉感可以帮助宝宝战胜疾病。

妈妈生病

妈妈生病，例如风寒感冒或者肠胃感冒时，可以继续哺乳，但是需要找人来帮忙照顾宝宝和做家务。此时的母乳中含有专门针对这种病症的抗体，保护宝宝不受感染或者帮助宝宝对抗疾病。如果停止哺乳的话，宝宝会因为缺少抗体而受损更多。发烧时也同样可以哺乳，只是妈妈需要注意补充更多水分。治疗牙齿或者局部麻醉的小手术可以安排在哺乳期，而无须等到断奶之后再做。哪怕是你或者宝宝生了比较严重的病，需要做较大的手术时，原则上也是可以继续哺乳的。你需要的只是足够的鼓励以及针对自身情况的详细信息。

（见22-23页）

药物

如果你在哺乳期必须服用药物。需要根据药物的有效成分、剂量、妈妈和宝宝的各自体重以及宝宝的月龄和健康状况来确定是否适于母乳喂养。并不是所有时候医生都会自动按照哺乳期的需要开处方！事实上几乎所有的病症治疗药物都有哺乳

小通告

宝宝不吸乳头

如果宝宝不愿意或者很抗拒吸乳房，或者哭闹，很容易让妈妈感觉宝宝在抗拒自己。其实并不是这样。这行为表示的是宝宝在妈妈胸上的吸吮行为暂时遇到困难。

期可用的种类。例如抗生素类药物有盘尼西林、头孢菌素和红霉素，止痛类有扑热息痛、布洛芬。外用药膏一般来说没有问题。泵出母乳并不能降低药物的浓度。只有在极少数情况下找不出哺乳期的可用药物，例如化疗。

哺乳期用药要遵循以下原则：
- 医生或药店药剂师会选择哺乳期可用药物，自己可以查阅资料和咨询专业人员获得有关信息。
- 所提到的药物优先选择新版本。
- 单独有效成分的药物比复合配方更适用。
- 在可能的情况下，服用药物的时间应安排在哺乳后。

嗜好品和毒品

许多妈妈会问，在哺乳期是不是有必要放弃嗜好品。这是一个尺度的问题。

24小时之内不超过三杯的咖啡或者红茶，一般的哺乳期宝宝是可以接受的。哺乳期宜少喝酒精类饮品。偶尔在特别的场合下喝一杯香槟、红酒或者啤酒是不会影响哺乳的。如果出现严重的酒精过敏现象则不可以哺乳。

吸烟会影响妈妈和宝宝的健康，减少母乳分泌，缩短哺乳时长，并可能引起宝宝的烦躁和腹痛。怀孕是戒烟的好时机。如果戒烟没有成功，最好把吸烟量减到最低，并且在哺乳前和哺乳时不要吸烟。格外重要的一点是，在宝宝面前以及宝宝停留的房间里不可以吸烟。另外还有：在吸烟者身边长大的宝宝，采用母乳喂养，身体健康的前提条件相对更好。

家族过敏史

导致过敏产生的因素有很多，食物是其中之一。前六个月全母乳喂养，对于预防婴儿和幼童的过敏现象可以起到关键作用。无数研究证明，母乳可促进肠道黏膜发育成熟，防止有害物质的进入，避免宝宝过早接触动物蛋白。母乳中的成分可以有效地保护宝宝不受感染。

母乳喂养以及其他措施可以避免、延缓或者至少减轻过敏现象的发生。
- 宝宝的衣物、护理品、尿布、房间中的东西，尤其是常吃的食物，特别容易造成过敏。可以通过改变一系列情况来解决。
- 当宝宝显示出已经具备条件时，再开始添加辅食，是预防过敏比较合理的做法。最早可以在宝宝六个月时开始添加

面对困难

辅食。

- 判断一种新食物是否引起过敏，要至少间隔一个星期。
- 如果某种食物你本身或是宝宝的爸爸会有过敏症状，最好避免给宝宝吃。（见77页）

婴儿过敏的可能症状有皮肤干燥、皮疹、频繁打喷嚏、咳嗽、大便中有血、腹泻、哮喘、呼吸困难、腹部绞痛、体重增长缓慢、持续烦躁、睡眠困难以及频繁哭闹。如果宝宝表现出上述一种或几种症状，并且已经排除其他可能原因时，可以尝试改变食物。（见82-83页）

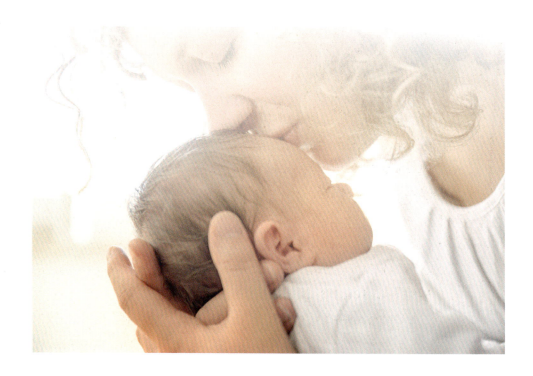

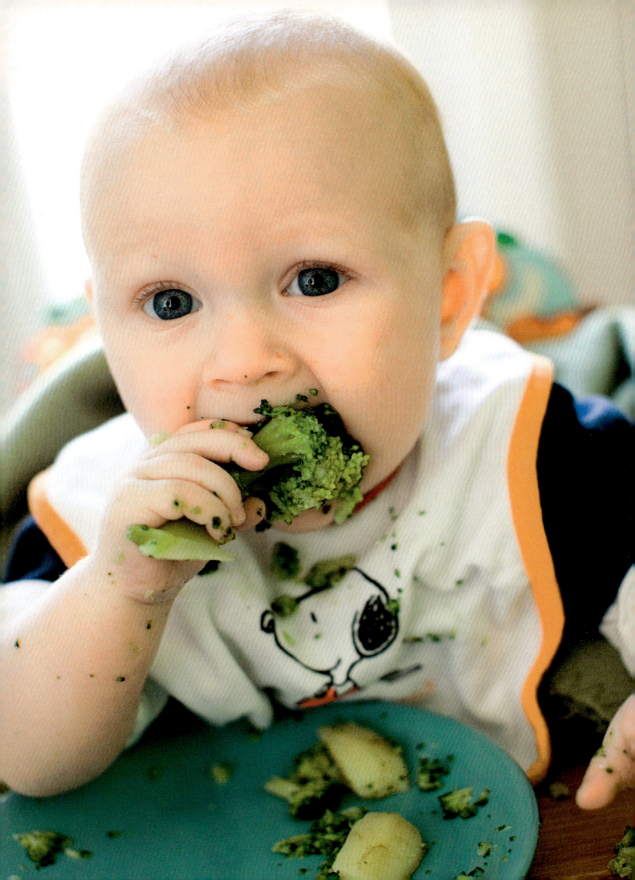

接下来呢?

宝宝对大人食物的兴趣开始增长。母乳喂养在继续,但是已经跟从前不同。到某一时刻,母乳喂养期便结束了。

即将成长为小幼童……………………………………………114

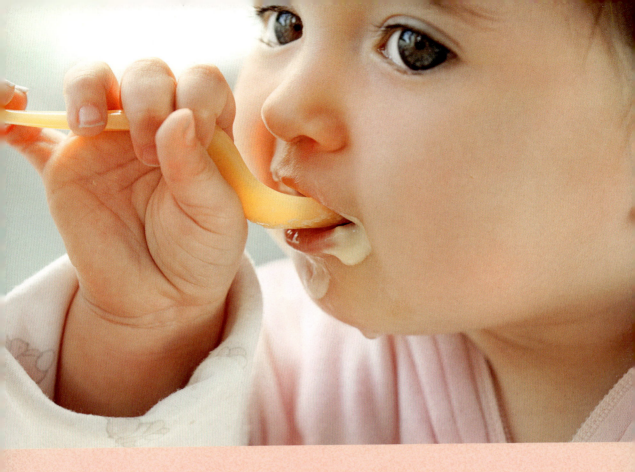

即将成长为小幼童

在几个月的时间里你逐渐适应了有了宝宝的生活。现在你已经熟悉了如何照顾宝宝，每次喂奶也能顺利进行。哺乳节奏可以无需像之前一样严格。宝宝的成长发育有了明显的进步：他认得你，会对你笑，会从俯卧翻身成仰卧。这一时期，很多女性对和宝宝在一起的时光以及自己作为妈妈的角色感到特别的幸福，希望可以一直保持这种状态。

通往家庭餐桌之路

一般情况下满六个月之前（不只是到四个月）的宝宝的食物只有单纯的母乳一种。之后从某一时刻开始，宝宝开始尝试固体辅食，到满一岁时，宝宝就可以跟大人们一起在餐桌上吃饭了。

随着时间的推移，宝宝和妈妈之间的哺乳关系同样也在改变。过了婴儿时期的幼童也会主动在妈妈胸前寻找亲密感和安全感。

何时添加辅食？

大部分宝宝大约在六个月大时开始对大人的食物产生兴趣，开始手脚乱动、伸长手臂、眼睛发亮。宝宝现在可以轻松地或者稍微借助支撑坐起来，可以用手准确地把东西放到嘴里，爱咬玩具。如果得到机会，就会开始自己拿食物放进嘴里、咀嚼、咽下。宝宝出现这些表现——而不是日历上的日期——才是可以开始让宝宝尝试新食物的信号。同时经常性哺乳依然继续。

如果宝宝在早于六个月出现这些迹象并且对大人食物表现出极大兴趣，也可以提前一到两周添加固体食物。此时宝宝的营养需求也在改变。母乳虽然可以提供有限的铁，以供身体利用，但是宝宝出生前在母体中获得的铁元素大概在六个月大时已逐渐消耗完毕。固体辅食此时开始接替母乳，承担起继续补充足量铁元素的任务。

有些宝宝在七到八个月大时依然拒绝接受母乳外的一切食物。坚持让宝宝在餐桌旁看大人们吃饭，耐心等待，直到宝宝自己慢慢对成人的食物产生兴趣。

有些宝宝在半岁时需要额外的食物热量。总是感觉母乳不够多的妈妈们，很高兴终于有机会在哺乳的同时增加辅食。

引入新食物的同时继续母乳喂养，可以起到预防过敏的效果。

如何添加固体辅食？

添加辅食有两种方式。一种是让宝宝跟大人一起坐在餐桌上自己吃。一种是用勺子把糊糊或者其他食物喂给宝宝吃。

宝宝自己吃

有些父母让宝宝在餐桌上自己试吃想要的东西，然后看宝宝的反应如何。宝宝跟大人一起坐在餐桌前，如果他去拿什么，就给他尝一尝。父母不强迫，也不着急。尝试食物对宝宝来说是一种体验，重要的是开心。

开始阶段比较适合宝宝自己拿来吃的食物有切成长条的面包、蔬菜或者水果。

开始的时候自然会吃得到处都是，但是没有关系。吃东西这件事同时也训练宝宝的灵活度，并且让他学到可以自己参与其中，把肚子喂饱。你最好坐在宝宝的旁边，这样万一呛到的话可以帮忙。

用勺子喂

另外一些家长更喜欢喂宝宝吃。先给宝宝吃某一种食物，确定宝宝是否有消化不良的问题。一周后添加另一种新的食物。开始喂的食物做成比较稀的细泥状，之后开始添加打得更粗一些、更干一些的食物，这样宝宝可以逐渐习惯咀嚼。某个时候开始宝宝不愿意只等着大人来喂，而是要自己用手吃面包或者蔬菜小块。

给宝宝吃什么？

有了宝宝或许是一个全家都开始注重健康饮食的好时机。

- 尽量选择天然的、营养全面的、变化丰富的饭菜，一切按照比例搭配是最健康的。
- 适合的食物例如土豆或香蕉、用水果或者母乳拌的无糖谷物糊糊或是炖蔬菜。
- 用来搭配的富含铁的食物有肉类、蛋黄、燕麦、小米、大米、黑麦和豆类。其中肉类和鱼类中的铁元素最容易被身体吸收利用。
- 容易引起宝宝消化不良的问题如胀气、腹痛、过敏的食物，包括小麦面粉、牛奶、牛奶制品、蛋白或者柑橘类水果。
- 如果感觉宝宝对某种食物有消化不良的可能，最好避免。同样，多盐、多糖、多油以及宝宝容易被呛到的食物也要避免。
- 满一岁之前禁食蜂蜜，防止肉毒杆菌中毒。

宝宝吃的糊糊可以自己煮，也可以买做好的瓶装辅食。后者虽然方便，但是比较贵。也可以给宝宝直接吃家里大人的饭菜，打成泥或者用勺子压碎。

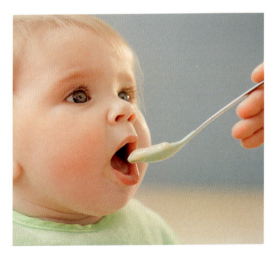

宝宝好奇地想要知道，糊糊怎样吃，味道怎么样。

辅食量？

开始添加辅食的最初几周里，宝宝吃的固体食物可能量非常少。这一时期，宝宝还是以喝母乳为主，额外吃一小口或者一两勺辅食尝味道。开始的小量食物可以让消化系统逐渐适应，慢慢地食量会变大。与哺乳时一样，看懂这一时期宝宝的饥饿和吃饱的信号十分重要。宝宝会明确表示出一种食物他是否爱吃，主动用手拿或者把嘴张得很大等待，把头转向旁边或者皱着脸。

喜欢吃什么，喜欢吃多少，每个宝宝都是不同的。

何处，何时，喂多少？

宝宝可以坐在你的腿上或是儿童餐椅上吃辅食。宝宝在婴儿摇椅上坐不直，会把食物吃得到处都是。

你可以在全家用餐的同时喂宝宝吃辅食。吃饭和喝水——同吃母乳一样——是让人开心的事情，而且是一个家人互相交流的机会。大人们吃饭时的谈话和示范作用可以轻松地营造出舒适的氛围。

大多数时候宝宝可以顺利地从全母乳过渡到部分母乳加辅食阶段。某一天你会突然发现，宝宝每餐已经可以吃掉很大一份辅食，不需要每餐都同时吃母乳了。

用杯子喝水

大多数时候宝宝喝母乳来解渴。全家人坐在餐桌前时，可能他想像你一样用茶杯或玻璃杯喝水。这样宝宝在继续吃母乳的阶段，可以不需要先用奶瓶，就学会直接从杯子里喝水。水是最主要的饮品，未烧开的高品质自来水也可以，不加糖的婴儿茶也可以。

较长哺乳期

直到幼童时期，母乳都可以满足宝宝相当可观的一部分热量和蛋白质需求，提供维生素、矿物质，以及很重要的免疫系统保护。因为宝宝长大一些之后，玩耍时会经常接触到各种病菌。

另外，更长时间的母乳喂养迎合了小朋友对于与妈妈的亲密关系的需求，同时对妈妈的健康也有积极的影响：胸部缓慢地恢复原状，并且预防骨质疏松、糖尿病、乳腺及卵巢肿瘤的作用随着哺乳月份的增加而增强。

母乳喂养的合适时长？

哺乳多长时间比较适宜，只能靠自己找出答案，其中宝宝和妈妈还有整个家庭，都应参与其中。国内及国际的专业机构建议，半岁之前全母乳喂养，之后根据妈妈和宝宝的需求，逐渐添加固体辅食，同时哺乳直到满一周岁或两周岁。许多妈妈和宝宝适合较长的哺乳期，另一些妈妈和宝宝则很适合哺乳三个月、六个月或者八个月。

普遍的哺乳期时间并不适用于每一对妈妈和宝宝。可能有的妈妈很早就需要积极地断奶，也可能有的妈妈虽然希望继续哺乳，但是条件不允许。因此积极的回顾很重要：哪怕是几天、几周、几个月的母乳喂养，以及相关的哺乳经历，都很珍贵。

给幼童哺乳

当你感觉到长大一些的宝宝对亲密感的需求时，可能你已经不自觉地习惯了给宝宝哺乳这件事。继续给宝宝哺乳的决定不需要一开始就做出。给已经会爬或者会走的小孩子喂奶，是与给新生宝宝喂奶完全不同的体验。大一些的孩子不会像小婴儿一样在妈妈胸前很经常、认真、有规律地吸吮。从第二年开始，哺乳变得越来越私密。妈妈和宝宝有时会自己想出一个特别的词汇指代哺乳这件事，享受亲密的时间。

在这一阶段，宝宝和妈妈的乳房都适应了两次哺乳间隔一个晚上、一整天，或者甚至一个周末。

给幼童哺乳，周围环境的影响有时正面有时负面。但是无须在意，毕竟这是个人选择问题。

大一些的宝宝同样从妈妈胸前的安全感中获得自信

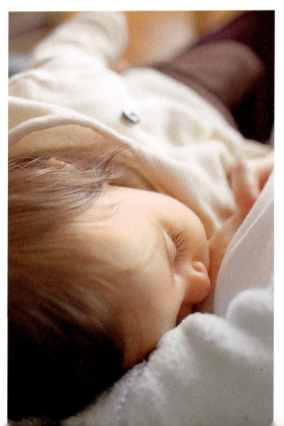

哺乳带来安全感

此时哺乳已经不再关乎宝宝的饱腹需求,而是涉及放松感和与妈妈的亲密感。

白天小朋友忙于好奇地探索世界,但是期间常常会回到妈妈胸前的熟悉港湾,感受安全感,然后再把注意力转向别处。

哺乳也是一种缓解烦恼和疼痛的方法:宝宝摔倒,受到惊吓,或者非常疲乏时,在妈妈胸前吸奶,感受与妈妈的亲密接触,可以帮助他在这些情况下重建精神平衡以及自信心。增强了自信的宝宝很快又把注意力转向周围环境。同样,在生病、接受治疗、手术或住院时,哺乳都可以起到很大的帮助作用。

哺乳中的亲密感和界限

不过,在给幼童哺乳时要有一定的限制。如果你感觉长时间吸吮很不舒服或者一定情境下不适合哺乳时,以你的感觉为准。随着宝宝年龄的增长,你可以限制或者向后推迟他的吸奶愿望。妈妈和宝宝共同商量,使双方的社会能力都得到增长。

与宝宝的关系改变

开始的几个月里你全部身心都在照顾宝宝的各种需求。现在,宝宝依然需要亲密感和安全感。其中新的变化是,宝宝在你给他限定的范围内感觉到安全。宝宝的能力不断增加,可以在房间里活动及有意识地交涉,父母学会对宝宝说"不"变得十分必要。从一些简单明确的情况开始最有意义——比如不可以摸炉灶,无论开着还是关着——保持这个禁令始终冷静明确而坚定地执行。

与此同时,宝宝开始了解家庭生活的节奏。在宝宝的环境里,一个有规律、可预期的生活日程变得越来越重要。

哺乳期怀孕

在哺乳期又怀孕了该怎么办?在这种情况下有一些妈妈或宝宝会在某个时刻开始不再想继续哺乳。其他妈妈和宝宝可能会在双方和谐的情况下继续哺乳。从医学方面考虑,无论是妈妈还是未出世的宝宝都无须担心。但是特别注意照顾好自己非常重要。唯一的例外是出现提前宫缩的现象,此时缓缓地断奶比较明智。

如果整个孕期都在哺乳，那么可能在小宝宝出生后，大孩子可以继续母乳喂养。在哺乳小组中认识有同样经验的妈妈，会比较有帮助。

断奶

总有一天要开始断奶了，这是宝宝出生后第二次与妈妈"脐带分离"。断奶标志着一个阶段的结束，一个新时期的开始。在断奶这件事上，同样可以由妈妈发起也可以由宝宝发起，双方的需求都在其中产生影响。每段"断奶故事"都是特别的。一些普遍通用的指导可以作为参考，使妈妈和宝宝双方都感觉更舒适。

哺乳渐告结束

根据宝宝的需求，让哺乳期缓缓结束是一种可行的、自然的方式。跟随宝宝的信号，接受他对于吸奶和亲密感的需求，同时给予他很大程度的自主权。你可以不再积极地给宝宝哺乳，只在宝宝要求的时候喂奶。通过这种方式，哺乳频率会逐渐变慢，哺乳时间会逐渐变短。

大部分妈妈都回忆不起确切的断奶时间。两次哺乳之间可能间隔好多天，直到某一天最后一次哺乳。

宝宝感觉够了——不只是母乳，还有在妈妈胸前吸吮的感觉——开始转向新的经验。当你哺乳变少时，根据母乳分泌的供需关系，身体产生的母乳量开始下降。乳腺组织开始变小，逐渐变小的乳房会继续根据需要分泌母乳。断奶过程结束时，乳腺组织恢复起始状态，而脂肪组织以及乳房则会比孕期要小一些。逐渐地脂肪组织会重新积累起来。有些妈妈在断奶几个月之内还是会有母乳分泌。

积极引导断奶

停止母乳喂养的想法也可以从你这一方发起。尽管宝宝一方没有想要断奶

正在断奶期的宝宝需要很多与你的接触。

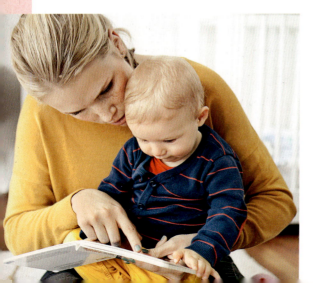

的需求，你也可以让宝宝从胸前断奶，同时满足他的需求。首要的问题是，你是出于什么具体原因要停止母乳喂养，是否存在改变决定的可能性。有时候认清原因本身就可以减少断奶的压力。当你坚定明确地以其他方式给予宝宝关注，宝宝对于在胸前吸奶的需求会明显地减少。或者你可以限定哺乳只在"白天"，或者"早晚一次"，在这个减量的基础上继续哺乳。

如果你明确了要主动给宝宝断奶，那么缓慢断奶是一个好的方式。宝宝告别妈妈乳房的时期，但是当他需要亲密感时，妈妈一样会满足。当他对其他东西产生兴趣时，妈妈也要给他自由。不要在很短时间内实施断奶，而是认真地拿出精力照顾宝宝，慢慢地引入其他喂养方式。此外，专业的咨询也很有帮助。

一周岁前断奶

一周岁前的宝宝不大可能会自己失去对母乳的兴趣。想要给这么大的宝宝顺利断奶，最好用替代的吸吮工具如奶瓶喂新生儿奶粉，要带有初段配方PRO标志。1段、2段奶粉只是增加了更高的糖和碳水化合物的成分，因此并不推荐。

如何进行？

当你心情放松，无论宝宝配合与否都没有关系时，是尝试使用奶瓶的合适时机。这样不会产生失望感或是与宝宝"斗争"的情况。不断尝试，不要失望，体谅宝宝的感受："我知道你想要妈妈的乳房，但是现在对妈妈来说停止母乳很重要。"第一次尝试奶瓶是作为一种邀请，请宝宝感受一下。用奶瓶装泵出的母乳，对一些宝宝来说非常容易接受。几小时内让宝宝哭闹，不给宝宝胸喂母乳，抱着"这样宝宝饿的时候，就会接受奶瓶"的想法其实并不合理。宝宝表现出"还是想要胸喂"的样子，并不表示宝宝"又得逞"了，而只是他现在还没有适应奶瓶。放手对于宝宝来说不是一件容易的事情，他需要你的陪伴来适应新的情况。

当宝宝从奶瓶里喝奶时，注意要把宝宝抱在手臂里喂。左右交替，时刻注意宝宝的反应，让宝宝长时间用力地吸奶瓶。只安排一个或两个负责喂宝宝的人，可以加强家庭成员的关系。

快速断奶

如果由于生病的原因需要快速地断奶，对宝宝的特别照顾就很重要。如果妈妈的病很严重，那就由另一位家庭成员来承担关注宝宝的任务。缓慢地断奶对乳房来说比较舒适，不需要特别的措施。快速断奶则容易引起胀痛和乳房阻塞。

- 在过渡期可能有必要在需要时用手（见50页）或吸奶器（见89页）排空乳房。温水淋浴后也可以感觉舒服一些。
- 排空母乳后冰敷可以减少母乳分泌量和乳房不适感。（见52、58-59页）

有可能在一段时间之内，你依然感觉乳房中有母乳，这种情况会自行停止。

不建议做的事

停止身体中母乳分泌的断奶药物并不能解决问题，因为宝宝还没有适应另一种喂养方式。此外，断奶药物可能会产生严重的副作用，使身体负担过重而突然断奶。用干扰女性荷尔蒙的方式迅速断奶会引起情绪低落的问题。其他的建议例如妈妈不带宝宝自己到别处度过一个周末，也有很多缺点：对于小家伙来说，这样一种分离意味着同时缺少了妈妈和熟悉的乳房。对于妈妈来说，意味着无法排空胀痛的胸部而承受压力以及乳房阻塞的危险。

哺乳期结束时的心情

无论断奶的要求是从自身发起还是应宝宝的要求，对于有些妈妈来说，断奶是件感觉不错的事情并且很满意这段经历。另一些妈妈则会抱有一种复杂的心情。断奶同出生一样，是宝宝从妈妈身边走向独立的新的一步——反过来对于妈妈也一样。从现在开始，宝宝将以新的方式寻找与妈妈的亲密感——亲亲、抱抱、眼神接触等。妈妈一方面对宝宝的成长感到高兴，一方面可能会对这段再也回不来的时光感到伤心。

有些情况下，在妈妈感觉"差不多可以了"之前，宝宝就对乳房失去了兴趣。突然的甚至无预期的断奶，可能使妈妈的伤心情绪加倍，于是需要时间来平复哺乳关系突然结束所带来的失落感。回忆哺乳期的美好经历会对此有帮助。

另外，对于特别困难的哺乳情况，妈妈们很多时候感觉到了一个临界点，想要做个了断，把精力用在别的地方。自己下决心断奶是一种解脱，或许可以更轻松地开始之后的家庭生活。

新的成长阶段

随着哺乳期的结束，妈妈和宝宝的关系进入新的阶段。从哺乳时获得的信任，转到将用于宝宝的各种基本需求。宝宝对于联系、理解、身体和精神上的食粮、距离和亲密的需求，在哺乳期结束后依然存在，但由于年龄的增长表现为不同的形式。在哺乳期主要依靠在胸前喂奶的方式给予宝宝安全感和亲密感，哺乳期之后这种照顾会变化为新的方式——通过拥抱、理解的眼神或是用心的倾听。妈妈对宝宝的理解从"肚子饿"和"吃饱了"的信号开始，之后增加到手势和语言的交流。

"哺乳——以后"的模式

在哺乳期，妈妈和宝宝不断交替经历着亲密地接近和小心地放开。这种模式在妈妈和宝宝之后的生活相处中一直反复出现。哺乳中显示，宝宝总是参与其中，他需要帮助，但是是靠自己的力量获得母乳：宝宝表示出意愿吸奶，然后放开。大一些的孩子同样需要大人的陪伴，但是要靠自己的力量获得进步。之后的日子也同样需要找到关怀与自由空间之间的平衡。上学的孩子自己轻松适应新的世界，早上起来穿上新衣服，很自豪地感觉自己已经自立，到了晚上则需要妈妈和爸爸的拥抱。长大了的孩子，根据自己的兴趣计划着他的第一个大项目，强调他的独立性，期间也会寻找与父母的接触。在一生中，你要一直面对和重视孩子的需求，"接近"之后最终"走开"。

图书在版编目（CIP）数据

母乳喂养 /（德）马尔塔·古欧特－贡贝格尔，（德）伊丽莎白·霍曼著；陈轶男译. —南京：译林出版社，2017.1
ISBN 978-7-5447-6638-8

Ⅰ.①母… Ⅱ.①马… ②伊… ③陈… Ⅲ.①母乳喂养－基本知识 Ⅳ.①R174

中国版本图书馆CIP数据核字（2017）第229279号

Stillen © 2014 by GRÄFE UND UNZER Verlag GmbH，München GU
Chinese translation（simplified characters）copyright：© 2017 by Phoenix-Power Cultural Development Co.，Ltd
著作权合同登记号　图字：10-2016-552号

书　　名	母乳喂养	
作　　者	〔德国〕马尔塔·古欧特－贡贝格尔 / 伊丽莎白·霍曼	
译　　者	陈轶男	
责任编辑	陆元昶	
特约编辑	申丹丹　贾　烁	
出版发行	凤凰出版传媒股份有限公司	
	译林出版社	
出版社地址	南京市湖南路1号A楼，邮编：210009	
电子信箱	yilin@yilin.com	
出版社网址	http：//www.yilin.com	
印　　刷	北京旭丰源印刷技术有限公司	
开　　本	710×1000毫米　　1/16	
印　　张	8	
字　　数	73千字	
版　　次	2017年1月第1版　2017年1月第1次印刷	
书　　号	ISBN 978-7-5447-6638-8	
定　　价	39.80元	

译林版图书若有印装错误可向承印厂调换

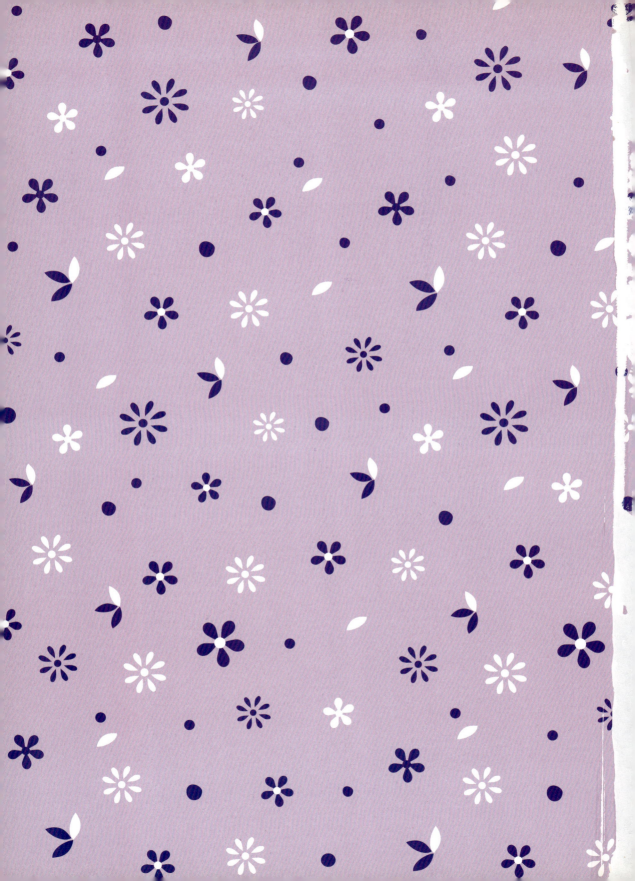